Raíces del Bienestar: Explorando la Medicina Herbal China

Sabiduría Tradicional para la Vida Moderna

Sofia Rodriguez

Tabla de contenidos

INTRODUCCIÓN

En un mundo acelerado donde el bienestar se ha convertido en sinónimo de modernidad, "Roots of Wellness" invita a los lectores a un viaje profundo a las tradiciones consagradas de la medicina herbal china. Este cautivador libro une la sabiduría antigua y la vida contemporánea, desentrañando el intrincado tapiz de remedios herbales profundamente arraigados en la cultura china.

A medida que navegamos por las complejidades de la salud moderna, "Raíces del bienestar" emerge como un faro, basándose en el profundo conocimiento incrustado en la medicina herbal china. Este libro trasciende los límites de una guía típica, invitando a los lectores a explorar la rica historia, filosofía y aplicaciones prácticas de los remedios herbales que han perdurado durante siglos.

La introducción se despliega como los delicados pétalos de una flor en flor, revelando la esencia de la medicina herbal china y su relevancia para los desafíos de nuestro tiempo. Invita tanto a los principiantes como a los entusiastas experimentados a embarcarse en un viaje en el que la sabiduría de las antiguas prácticas herbales converge con las exigencias de la vida contemporánea.

"Raíces del bienestar" presenta al lector los principios holísticos que sustentan la medicina herbal china, enfatizando la interconexión de la mente, el cuerpo y el espíritu. La narración se teje a través del tapiz histórico de las tradiciones herbales, ofreciendo una inmersión profunda en el significado cultural de varias hierbas y sus aplicaciones en la promoción del bienestar.

A medida que pasan las páginas, los lectores son guiados a través de la relación simbiótica entre la naturaleza y la salud humana, revelando los profundos conocimientos que han sostenido la medicina herbal china a lo largo de los siglos. "Raíces del Bienestar" no es simplemente una guía; Explora un estilo de vida holístico, donde la sabiduría tradicional se convierte en una brújula para navegar por las complejidades del bienestar moderno. Acompáñanos en este viaje inmersivo, donde las raíces antiguas se entrelazan con la búsqueda del bienestar contemporáneo, desbloqueando el potencial transformador de la medicina herbal china para la era moderna.

CAPÍTULO I

Fundamentos de la Medicina China

Yin y Yang: Equilibrando fuerzas opuestas

Los fundamentos de la medicina china giran en torno al profundo concepto del Yin y el Yang, una filosofía fundamental que impregna todos los aspectos de las prácticas curativas tradicionales chinas. El Yin y el Yang, que representan la relación complementaria y la interdependencia entre energías opuestas, simbolizan el aspecto dualista de la realidad. Esta idea milenaria, arraigada en la filosofía taoísta, es esencial para comprender cómo se equilibran el cuerpo, la mente y el cosmos.

En la medicina china, el Yin y el Yang se conceptualizan como dos fuerzas opuestas pero interrelacionadas, cada una de las cuales contiene la semilla de la otra. El Yang encarna la calidez, la actividad, el brillo y la expansión, mientras que el Yin abarca la frialdad, la pasividad, la oscuridad y la contracción. Para que la salud esté en su mejor momento, el Yin y el Yang deben estar equilibrados; Se dice que cualquier alteración de este equilibrio causa enfermedades.

Dentro del cuerpo humano, los órganos, tejidos y sustancias vitales se clasifican como Yin o Yang. Por ejemplo, el corazón y los pulmones se consideran órganos Yang, que representan la actividad y el movimiento, mientras que el hígado y los riñones se clasifican como órganos Yin, que encarnan el almacenamiento y la nutrición. El equilibrio entre estas fuerzas opuestas es dinámico, fluctúa en respuesta a las influencias externas, el estilo de vida y el proceso natural de envejecimiento.

Un principio central de la medicina china es la idea de que la salud es un equilibrio armonioso entre el Yin y el Yang. Cuando hay un exceso o deficiencia de cualquiera de las fuerzas, el cuerpo se desequilibra, allanando el camino para la enfermedad. Para restablecer el equilibrio entre el Yin y el Yang, los practicantes de la medicina tradicional china utilizan una serie de técnicas, como el tratamiento nutricional, la medicina a base de hierbas y la acupuntura. Por ejemplo, si se identifica que un paciente tiene un exceso de Yang, que se manifiesta como síntomas como inquietud y sensaciones de calor, se pueden recetar fórmulas a base de hierbas y cambios en la dieta para apoyar el Yin para equilibrar el exceso de Yang.

El concepto de Yin y Yang se extiende más allá del ámbito físico para abarcar las dimensiones emocionales, mentales y espirituales del bienestar. Las emociones se clasifican como Yin o Yang, con la ira y la emoción representando las emociones Yang, mientras que la tristeza y la introspección se asocian con el Yin. Un desequilibrio en las energías emocionales puede afectar a los sistemas de órganos correspondientes, lo que pone de manifiesto la interconexión de la tríada cuerpo-mente-espíritu en la medicina china.

La naturaleza cíclica del Yin y el Yang también se refleja en el sistema de meridianos, una red de vías de energía a través de las cuales fluye el Qi (energía vital). Los meridianos se clasifican como Yin y Yang, cada uno asociado con órganos específicos. El equilibrio del Yin y el Yang influye en el flujo de Qi dentro de estos meridianos, y se cree que las interrupciones en este flujo subyacen a diversas condiciones de salud.

La medicina china enfatiza la importancia de la atención preventiva y las alteraciones del estilo de vida para mantener el equilibrio entre el Yin y el Yang e identificar y tratar las anomalías. Promover el flujo armonioso de la energía vital, las pautas dietéticas, las prácticas conscientes y las rutinas de ejercicio como el Qigong y el Tai Chi contribuyen al bienestar general.

La teoría del Yin y el Yang tiene un impacto en los patrones cosmológicos y estacionales más amplios de la medicina china. Para mejorar la salud, los practicantes de la medicina tradicional china alientan a los pacientes a sincronizar sus actividades, nutrición y estilo de vida con los cambios de estación. Esto se debe a que reconocen los ciclos naturales en el mundo. A modo de ilustración, el invierno se ve como una estación Yin; durante este tiempo, Yin necesita ser nutrido con alimentos calientes y dormir lo suficiente.

En resumen, los fundamentos de la medicina china, encarnados en la idea del Yin y el Yang, ofrecen un marco integral para comprender tanto la salud como la enfermedad. Este antiguo paradigma terapéutico es único debido a su integración de dimensiones físicas, emocionales y espirituales, el equilibrio dinámico dentro del cuerpo y la interacción de fuerzas opuestas. A través del estudio del Yin y el Yang, tanto los profesionales como los pacientes emprenden un camino hacia la máxima salud, guiados por los conceptos de armonía y equilibrio que han resistido la prueba del tiempo en la medicina tradicional china.

La teoría de los cinco elementos

La teoría de los Cinco Elementos, profundamente arraigada en la filosofía de la medicina tradicional china, constituye una piedra angular en la comprensión de la intrincada dinámica del cuerpo humano y el universo. Originario de la antigua cosmología taoísta, este marco elemental (Madera, Fuego, Tierra, Metal y Agua) sirve como principio rector en el diagnóstico y tratamiento de dolencias, promoviendo el equilibrio e iluminando la interacción de energías dentro y fuera del individuo.

El primer elemento, la madera, representa la expansión, el desarrollo y la energía. La energía de la madera, que se asocia con la primavera, transmite la oleada ascendente de vida fresca, como los brotes emergentes de las plantas que asoman por el suelo. El flujo suave de Qi, la fuerza vivificante que impregna cada parte de la existencia, se atribuye al hígado y la vesícula biliar en el cuerpo humano, que están vinculados al elemento Madera. Un exceso de energía de madera puede manifestarse como ira, irritación o problemas digestivos. El tratamiento para estos desequilibrios suele consistir en técnicas para calmar y equilibrar el hígado.

Siguiendo el orden cíclico de las estaciones y el flujo natural del Qi, el Fuego emerge como la siguiente fuerza elemental. Representando el calor, la iluminación y la transformación, el fuego corresponde a la temporada de verano, una época de máxima energía y abundancia. En el cuerpo, el elemento Fuego está vinculado al corazón y al intestino delgado, regulando la circulación, el bienestar emocional y la digestión. Los desequilibrios en la energía del Fuego pueden manifestarse como síntomas como ansiedad, insomnio o malestar digestivo, lo que provoca intervenciones centradas en nutrir y armonizar el Qi del corazón.

El verano da paso al final del verano y el elemento Tierra se vuelve dominante. La Tierra representa la estabilidad, el sustento y el equilibrio y está conectada con el estómago y el bazo en el cuerpo humano. Estos órganos son esenciales para descomponer los alimentos en compuestos ricos en nutrientes durante la digestión y la asimilación. Un desequilibrio en la energía de la Tierra puede causar cansancio, problemas estomacales o una sensación de desanclaje. Las intervenciones en la medicina china con frecuencia se centran en el fortalecimiento del elemento Tierra a través de cambios en la dieta y el estilo de vida.

El metal, la fuerza elemental asociada con el otoño, encarna las cualidades de claridad, precisión y discernimiento. Vinculado a los pulmones y al intestino grueso del cuerpo humano, el metal gobierna la respiración, la eliminación y la capacidad de soltar. Una interrupción en la energía metálica puede manifestarse como problemas respiratorios, dolor o estreñimiento. Las estrategias de tratamiento consisten en fortalecer el elemento metálico y apoyar la capacidad de los pulmones para inspirar y liberar.

El agua, el elemento final de la teoría de los Cinco Elementos, representa las profundidades del invierno, una estación de quietud, introspección y conservación. Correspondiente a los riñones y la vejiga, el agua simboliza la fuente de la esencia de la vida y el depósito de energía vital. Los desequilibrios en la energía del agua pueden manifestarse como problemas relacionados con el sistema urinario, miedo o una sensación de agotamiento. Las intervenciones de la medicina china buscan nutrir el elemento Agua, enfatizando el descanso, la curación y la restauración de las energías esenciales durante la temporada de invierno.

Una parte integral de la teoría de los Cinco Elementos es el concepto del ciclo Sheng, o el ciclo generador, que describe las relaciones mutuamente nutritivas entre los elementos. La madera genera el fuego, el fuego causa la tierra, la tierra genera el metal, el metal genera el agua y el agua genera la madera. Este ciclo resalta el equilibrio dinámico que mantiene viva la vida al iluminar la interdependencia y conectividad de las fuerzas elementales.

Por otro lado, los ciclos Ke o Controlling describen las comprobaciones y equilibrios entre elementos. La Madera gobierna la Tierra, que conduce al Agua, que posee el Fuego, que supervisa al Metal, que gobierna la Madera. Esta interacción cíclica equilibra el sistema evitando que cualquier elemento se vuelva excesivamente dominante o insuficiente.

La teoría de los Cinco Elementos extiende su influencia más allá del cuerpo físico, proporcionando información sobre las dimensiones emocionales, mentales y espirituales del bienestar. Cada elemento está asociado con emociones, virtudes y aspectos específicos de la conciencia. La comprensión de estas correlaciones permite a los profesionales de la medicina tradicional china ofrecer intervenciones holísticas que abordan la naturaleza multifacética de la salud y el equilibrio.

En conclusión, la teoría de los Cinco Elementos en la medicina tradicional china representa un marco profundo y completo para comprender la interacción dinámica de las energías dentro del cuerpo humano y el mundo natural. Esta filosofía elemental guía el diagnóstico y tratamiento de las dolencias a través de la danza cíclica de la Madera, el Fuego, la Tierra, el Metal y el Agua. Ilumina las intrincadas conexiones entre las dimensiones física, emocional y espiritual del bienestar. A medida que los individuos se alinean con los ritmos cíclicos de la naturaleza y armonizan las fuerzas elementales internas, se embarcan en un viaje hacia una salud óptima, equilibrio y una comprensión más profunda de la profunda sabiduría encapsulada en la teoría de los Cinco Elementos.

Qi y Sangre: Energías vitales esenciales en la medicina china

Las ideas fundamentales de la medicina tradicional china (MTC) son el Qi y la Sangre, que representan las fuerzas vitales que se mueven a través del cuerpo para mantener la salud. Estas energías proporcionan la base para comprender el equilibrio dinámico necesario para el bienestar general. Tienen sus raíces en la filosofía clásica china y están íntimamente asociados con los conceptos de Yin y Yang.

El Qi es la esencia animadora que impregna todos los aspectos de la existencia; Comúnmente se traduce como energía vital o fuerza vital. La energía invisible impulsa los procesos internos, preserva el equilibrio y se mueve a lo largo de un sistema de meridianos para garantizar que los tejidos y órganos funcionen al unísono. El Qi es algo más que energía; también es conciencia, intencionalidad y conciencia. Según la Medicina Tradicional China (MTC), se cree que las perturbaciones o desequilibrios en el flujo de Qi causan diversos problemas de salud, incluidos trastornos emocionales y físicos.

El concepto de Qi está intrincadamente conectado con la respiración, ya que la respiración se ve como una manifestación directa de la absorción de Qi por parte del cuerpo del entorno circundante. Técnicas como el Tai Chi y el Qigong están destinadas a desarrollar y armonizar el Qi, fomentando su movimiento sin restricciones por todo el cuerpo. El Qi apoya la salud saludable y el bienestar cuando es abundante y sin obstáculos.

Complementando la noción de Qi está el concepto de Sangre, que, en la MTC, abarca más que su comprensión fisiológica occidental. La sangre representa la manifestación material del Qi, que contiene glóbulos rojos y blancos y la esencia nutritiva derivada de los alimentos y fluidos. Circula a través de los vasos, proporcionando alimento a los órganos y tejidos. Un suministro robusto de sangre es crucial para mantener la vitalidad, apoyar el crecimiento y garantizar el buen funcionamiento de los procesos corporales.

La relación entre el Qi y la Sangre es dinámica e interdependiente. El Qi impulsa el movimiento de la Sangre, mientras que la Sangre proporciona la sustancia y el alimento para el Qi. Esta relación simbiótica subraya el papel integral de estas energías en la medicina tradicional china, con desequilibrios en el Qi o la Sangre vistos como fuentes potenciales de desarmonía y enfermedad.

Los profesionales de la medicina tradicional china evalúan la calidad y la cantidad de Qi y sangre teniendo en cuenta varios factores, como el diagnóstico del pulso, el examen de la lengua y el historial del paciente. Un diagnóstico del pulso, en particular, implica la evaluación de las características del pulso radial, proporcionando información sobre el estado del Qi y la sangre en diferentes sistemas de órganos. Un pulso fuerte y suave indica una circulación robusta de Qi y sangre, mientras que las irregularidades pueden mostrar desequilibrios que requieren atención.

Los desequilibrios en el Qi y la sangre están asociados con varios problemas de salud en la medicina tradicional china. La deficiencia de Qi puede manifestarse como fatiga, debilidad y susceptibilidad a las enfermedades, mientras que el exceso de Qi puede provocar inquietud e insomnio. Del mismo modo, la deficiencia de sangre puede presentarse como una tez pálida, mareos o menstruación escasa, mientras que el estancamiento de la sangre puede provocar dolor, hematomas o irregularidades menstruales.

Los planes de tratamiento de la MTC tienen como objetivo que la sangre y el qi vuelvan a fluir en armonía. El asesoramiento dietético, los cambios en el estilo de vida, la acupuntura y el tratamiento a base de hierbas se utilizan para tratar patrones de desequilibrio particulares. Más específicamente, la acupuntura busca crear equilibrio dentro del cuerpo estimulando y controlando el flujo de Qi a través de lugares específicos a lo largo de los meridianos.

El Qi y la Sangre también desempeñan funciones esenciales en el ciclo menstrual. Para que las mujeres experimenten un ciclo menstrual regular y saludable, debe haber un flujo suave de Qi y Sangre. Los desequilibrios de Qi y Blood se utilizan con frecuencia para evaluar trastornos, como la amenorrea, la dismenorrea o la menstruación irregular. Esto ayuda a guiar los planes de tratamiento para que el sistema reproductivo vuelva a estar en equilibrio.

En resumen, los conceptos de Qi y Sangre en la medicina tradicional china proporcionan una comprensión profunda de la dinámica energética que subyace a la salud y la vitalidad. Estas energías vitales esenciales, íntimamente conectadas con los principios más amplios del Yin y el Yang, forman la base para el diagnóstico y el tratamiento de la medicina tradicional china.

A través del cultivo y la armonización del Qi y la Sangre, las personas pueden embarcarse en un viaje hacia un bienestar óptimo, abordando las dolencias físicas y nutriendo el equilibrio de la mente, el cuerpo y el espíritu. A medida que se restaura y mantiene el flujo de Qi y Sangre, se aprovecha la capacidad innata del cuerpo para la curación y la resistencia, lo que refleja la sabiduría atemporal encapsulada en los principios fundamentales de la medicina tradicional china.

CAPÍTULO II

El Papel de las Hierbas Chinas

Comprender los principios de la medicina herbal

Comprender los principios de la medicina herbal es un viaje al rico tapiz de la generosidad curativa de la naturaleza, un reino donde la sabiduría de las prácticas tradicionales converge con la investigación científica moderna. La medicina herbal, a menudo denominada herboristería o fitoterapia, se basa en la creencia de que las plantas poseen propiedades únicas capaces de promover la salud, prevenir enfermedades y restaurar el equilibrio del cuerpo. Esta práctica milenaria está profundamente arraigada en las culturas de todo el mundo, ya que se basa en diversas especies de plantas con propiedades medicinales.

En el núcleo de la medicina herbal se encuentra el enfoque holístico de la salud, reconociendo la interconexión del cuerpo, la mente y el espíritu. A diferencia de la medicina convencional, que a menudo se enfoca en síntomas específicos o aspectos aislados de la salud, la herboristería abraza la idea de que se debe considerar a la persona en su totalidad, su estilo de vida y las causas subyacentes del desequilibrio. Los principios de los sistemas medicinales antiguos como el Ayurveda, la antigua medicina china y las tradiciones herbales de los nativos americanos se alinean con este paradigma holístico. En estos sistemas, las plantas son vistas no solo como sustancias discretas, sino como seres vivos que respiran y que contienen toda la vida.

La fitoterapia se basa en la premisa de que las plantas contienen muchos compuestos bioactivos, cada uno con propiedades terapéuticas únicas. Estos compuestos pueden incluir alcaloides, flavonoides, aceites esenciales, taninos y muchos otros, lo que contribuye a la diversa gama de acciones medicinales de las hierbas. El enfoque holístico se extiende más allá de los componentes bioquímicos, reconociendo la sinergia entre los compuestos vegetales y la compleja interacción de estos compuestos con el cuerpo humano.

Los herbolarios emplean varios métodos para extraer y administrar los componentes medicinales de las plantas. Estos métodos incluyen decocciones, infusiones, tinturas, cataplasmas y aplicaciones tópicas. Cada proceso se elige en función de las propiedades específicas de la planta y del resultado terapéutico deseado. Las decocciones, por ejemplo, consisten en hervir a fuego lento material vegetal en agua para extraer compuestos, mientras que las tinturas utilizan alcohol o glicerina para capturar un espectro más amplio de componentes.

Un principio fundamental de la medicina herbal es el reconocimiento de la individualidad en el tratamiento. Los herbolarios consideran no solo los síntomas que se presentan, sino también la constitución, el estilo de vida y los factores ambientales únicos de cada individuo. Este enfoque personalizado se alinea con la medicina constitucional, donde las fortalezas y debilidades inherentes de un individuo guían la selección de hierbas para restaurar el equilibrio. Por ejemplo, las hierbas adaptógenas como la ashwagandha o el ginseng a menudo se recomiendan para apoyar la resistencia del cuerpo al estrés, adaptando sus acciones en función de las necesidades específicas del individuo.

La medicina herbal también enfatiza la importancia de la atención preventiva y el mantenimiento del bienestar general. Las hierbas no se reservan únicamente para tratar enfermedades, sino que se integran en la vida diaria para promover la vitalidad y la resistencia. Los tónicos a base de hierbas, por ejemplo, son formulaciones diseñadas para nutrir y fortalecer sistemas de órganos específicos, fomentando una salud óptima.

Si bien los principios holísticos de la medicina herbal se mantienen firmes, el campo ha evolucionado para integrar la validación científica y las prácticas basadas en la evidencia. La investigación moderna ha profundizado en las acciones farmacológicas de los compuestos vegetales, dilucidando sus mecanismos de acción y posibles aplicaciones en diversas condiciones de salud. Esta combinación de sabiduría tradicional y rigor científico ha impulsado la medicina herbal hacia la atención médica complementaria e integrativa, obteniendo reconocimiento y aceptación dentro de los círculos médicos convencionales.

La adaptabilidad de la fitoterapia es una de sus ventajas.

Las plantas pueden ofrecer un espectro de acciones, que van desde antiinflamatorias y antimicrobianas hasta adaptógenas e inmunomoduladoras. Por ejemplo, la cúrcuma es célebre por sus propiedades antiinflamatorias, la equinácea es venerada por sus efectos estimulantes del sistema inmunológico y la manzanilla es apreciada por sus beneficios calmantes y digestivos. La diversidad de acciones de las plantas permite a los herbolarios adaptar las formulaciones para abordar diversos problemas de salud.

Los principios de la medicina herbal también se extienden más allá de las hierbas individuales al arte de la formulación. Los herbolarios combinan hábilmente múltiples hierbas para crear mezclas sinérgicas que mejoran la eficacia y abordan las complejidades de las condiciones de salud. La formulación implica considerar la energía, los sabores y las acciones terapéuticas de cada hierba para crear un remedio equilibrado y efectivo. Este enfoque holístico de la formulación se alinea con la comprensión de que el todo es mayor que la suma de sus partes.

A medida que las personas navegan por el ámbito de la medicina herbal, se hace evidente que el empoderamiento y la educación son componentes integrales. Los herbolarios a menudo actúan como guías, empoderando a las personas para que asuman un papel activo en su salud al comprender las propiedades de las hierbas, tomar decisiones informadas e incorporar remedios herbales en sus prácticas de cuidado personal. Este aspecto educativo fomenta un sentido de autosuficiencia y promueve una conexión más profunda entre los individuos y el mundo natural.

En conclusión, comprender los principios de la medicina herbal es una exploración de la profunda relación entre los seres humanos y el reino vegetal. Es un viaje al arte y la ciencia de aprovechar el potencial curativo de la naturaleza para apoyar la salud y el bienestar. La medicina herbal encarna la sabiduría atemporal de las prácticas curativas tradicionales mientras evoluciona para integrar el conocimiento científico. A medida que las personas adoptan principios holísticos, descubren el poder terapéutico de las plantas y se embarcan en un camino de autodescubrimiento, sostenibilidad y una conexión armoniosa con el mundo natural.

Clasificaciones de las hierbas chinas

Las clasificaciones de las hierbas chinas forman un sistema completo e intrincado que ha evolucionado a lo largo de los siglos, reflejando la comprensión matizada de los practicantes de la medicina tradicional china (MTC). Este sistema clasifica las hierbas en función de sus propiedades energéticas, sabores, afiliaciones meridianas y acciones terapéuticas. Al profundizar en estas clasificaciones, se obtiene información sobre las complejas interacciones entre las hierbas y su impacto en la energía y el equilibrio del cuerpo.

En la medicina tradicional china, las hierbas se clasifican en función de su naturaleza energética, que se asocia con los principios del Yin y el Yang. Las hierbas Yin se consideran refrescantes y nutritivas y, a menudo, se asocian con sustancias derivadas de las raíces y hojas de las plantas. Las hierbas yang, por otro lado, son cálidas y vigorizantes y, a menudo, están vinculadas a partes de plantas como semillas y frutas. Esta clasificación se corresponde con la idea de la MTC de que la energía Yin y Yang del cuerpo debe equilibrarse para mantener una salud óptima.

Otro aspecto crítico de la clasificación de las hierbas en la medicina tradicional china es la consideración de los sabores, que se cree que tienen efectos distintos en la energía del cuerpo. Los cinco sabores (dulce, ácido, amargo, salado y picante) están asociados con sistemas de órganos y meridianos específicos. Los sabores dulces se consideran nutritivos y armonizadores; los sabores ácidos tienen efectos astringentes y consolidantes; los sabores amargos despejan el calor y drenan la humedad; los sabores salados suavizan la dureza y disipan las acumulaciones; y los sabores picantes dispersan el Qi y vigorizan la circulación. La interacción de estos sabores en las formulaciones a base de hierbas tiene como objetivo abordar desequilibrios específicos y promover la armonía dentro del cuerpo.

Además, las hierbas chinas se clasifican en función de sus afiliaciones meridianas, vinculándolas a canales específicos a través de los cuales fluye el Qi. Cada hierba está asociada con uno o más meridianos, y su afinidad por estas vías energéticas influye en sus acciones terapéuticas. Esta clasificación de meridianos permite a los profesionales dirigirse a sistemas de órganos específicos y abordar los desequilibrios de manera específica. Por ejemplo, se puede elegir una hierba con afinidad por el meridiano del hígado para tratar las afecciones relacionadas con el estancamiento del Qi del hígado.

Las hierbas también se clasifican en función de sus acciones terapéuticas, abarcando una amplia gama de efectos corporales. Estas acciones incluyen tonificar, reducir, calentar, enfriar y mover. Las hierbas tonificantes se utilizan para fortalecer y nutrir el cuerpo, las hierbas rebajadoras se emplean para eliminar el exceso de condiciones, las hierbas calientes vigorizan y calientan el cuerpo, las hierbas refrescantes limpian el calor y enfrían el sistema, y las hierbas en movimiento promueven la circulación de Qi y sangre. La selección de hierbas con acciones terapéuticas específicas se adapta a los patrones únicos de desequilibrio observados en cada individuo.

Además, las hierbas chinas a menudo se clasifican en función de sus funciones específicas dentro de las formulaciones a base de hierbas. Las hierbas principales desempeñan un papel principal en el tratamiento del patrón principal de falta de armonía, las hierbas adjuntas apoyan a la hierba superior reforzando sus acciones o abordando patrones secundarios, las hierbas auxiliares mejoran los efectos terapéuticos de las hierbas principales y adjuntas al tiempo que mitigan los posibles efectos secundarios, y las hierbas enviadas armonizan la fórmula general y guían las acciones de las otras hierbas. Este sistema de clasificación jerárquica permite crear formulaciones herbales bien equilibradas y efectivas adaptadas a las necesidades individuales.

Comprender las clasificaciones de las hierbas chinas es parte integral de la práctica de la medicina tradicional china, donde las formulaciones de hierbas a menudo se adaptan para abordar la constitución única y los patrones de falta de armonía en cada paciente. El intrincado equilibrio del Yin y el Yang, los sabores, los meridianos, las acciones terapéuticas y las funciones guían a los profesionales en la creación de recetas herbales holísticas y personalizadas. Este enfoque ejemplifica la filosofía holística de la medicina tradicional china, donde las hierbas no se ven como compuestos aislados, sino como entidades dinámicas que trabajan sinérgicamente para restaurar el equilibrio y promover la salud dentro de la intrincada red del sistema energético del cuerpo.

En conclusión, las clasificaciones de las hierbas chinas representan un sistema sofisticado que refleja la profunda sabiduría y el enfoque holístico de la medicina tradicional china. Al considerar las propiedades energéticas, los sabores, los meridianos, las acciones terapéuticas y las funciones de cada hierba, los profesionales de la medicina tradicional china pueden crear formulaciones matizadas y personalizadas para abordar los intrincados patrones de falta de armonía observados en cada individuo. Este método ofrece un punto de vista distintivo sobre el arte y la ciencia de la curación en el marco de la medicina tradicional china, destacando la estrecha relación entre la medicina herbal y los conceptos de Yin y Yang.

Métodos de preparación y administración

Los métodos de preparación y administración son facetas cruciales de la utilización de hierbas en la medicina tradicional china (MTC), lo que representa un enfoque meticuloso y tradicional para aprovechar las propiedades terapéuticas de las sustancias botánicas. La medicina tradicional china reconoce que la eficacia de las hierbas no solo está influenciada por sus propiedades inherentes, sino también por los métodos utilizados para prepararlas y administrarlas. Estos métodos, profundamente arraigados en prácticas antiguas, han evolucionado a lo largo de los siglos y desempeñan un papel vital para garantizar la seguridad, la potencia y la aplicación personalizada de los remedios a base de hierbas.

Uno de los principales métodos de preparación de hierbas en la medicina tradicional china es la decocción, que consiste en hervir hierbas crudas para extraer sus componentes activos. Este método es particularmente favorecido para las hierbas a granel, incluidas las raíces, las cortezas, las ramitas y las semillas. Las decocciones se emplean a menudo cuando se desea un efecto robusto e inmediato, ya que el proceso de ebullición extrae eficientemente los compuestos solubles en agua. La preparación generalmente implica hervir a fuego lento las hierbas en agua durante un período prolongado, lo que permite la liberación de componentes volátiles y no volátiles. Si bien las decocciones son potentes y prácticas, pueden plantear desafíos con respecto al sabor y el cumplimiento debido a sus intensos sabores y largo tiempo de preparación.

A diferencia de las decocciones, las infusiones de hierbas consisten en remojar las hierbas en agua caliente para extraer sus propiedades medicinales. Este método se usa comúnmente para hojas, flores y partes delicadas de plantas. Los tés de hierbas, una forma popular de infusión, ofrecen una alternativa más sabrosa a las decocciones. Las infusiones son adecuadas para hierbas con componentes volátiles que pueden verse comprometidas por la exposición prolongada al calor. Este método se elige a menudo cuando se prefiere un proceso de extracción más suave o cuando se abordan desequilibrios más sutiles.

Las tinturas representan otro método de preparación a base de hierbas que implica la extracción de compuestos activos utilizando alcohol o glicerina. Este método es particularmente eficaz para extraer componentes solubles en agua y solubles en alcohol, proporcionando una forma concentrada y estable de medicina herbal. Las tinturas ofrecen comodidad y portabilidad, lo que las convierte en una opción práctica para la autoadministración. Además de servir como conservante, la base de alcohol de las tinturas prolonga la vida útil del extracto de la planta. Sin embargo, las limitaciones dietéticas o la sensibilidad al alcohol pueden afectar el enfoque utilizado.

Las hierbas en polvo, obtenidas mediante la molienda de material vegetal seco, proporcionan una forma versátil y fácilmente personalizable de medicina herbal. Los polvos pueden encapsularse para un consumo conveniente o mezclarse con líquidos o alimentos. Las hierbas con olores o aromas fuertes se benefician de esta técnica porque la encapsulación ayuda a ocultar estas cualidades. Además, las hierbas en polvo permiten ajustes fáciles de dosis, lo que las hace apropiadas para regímenes terapéuticos personalizados. Sin embargo, elementos como el tamaño de las partículas y la posible oxidación de algunos ingredientes pueden afectar la eficacia de las hierbas en polvo.

Las aplicaciones tópicas de hierbas, como cataplasmas de hierbas, ungüentos o ungüentos, implican el contacto directo con la piel para tratar afecciones localizadas. Esta técnica se utiliza con frecuencia para trastornos de la piel, problemas musculoesqueléticos y lesiones externas. Las cataplasmas herbales se pueden aplicar tópicamente en el área enferma; Se preparan mezclando hierbas trituradas o en polvo con un medio como agua o aceite. Para una aplicación tópica o masaje, se utilizan con frecuencia linimentos, que se elaboran destilando las cualidades de las hierbas en alcohol o aceite. La extracción de propiedades herbales en alcohol o aceite se usa a menudo para masajes o aplicaciones tópicas. La piel, al ser una barrera semipermeable, permite la absorción de ciertos componentes herbales, ofreciendo un alivio específico.

En la medicina tradicional china, el método de preparación está intrínsecamente ligado al concepto de fórmulas a base de hierbas: combinaciones de múltiples hierbas elegidas para crear un efecto sinérgico. Las fórmulas a base de hierbas se elaboran meticulosamente para abordar los patrones específicos de falta de armonía observados en un individuo. Cada hierba dentro de una fórmula desempeña un papel distinto: la hierba principal se dirige al patrón principal de desarmonía, las hierbas adjuntas apoyan y refuerzan a la hierba superior, las hierbas auxiliares mejoran los efectos terapéuticos y mitigan los efectos secundarios, y las hierbas enviadas armonizan la fórmula general.

La administración de fórmulas a base de hierbas se adapta a las necesidades individuales y puede implicar una combinación de diferentes métodos. La administración oral en decocciones, infusiones, tinturas o hierbas en polvo es conjunta para afecciones internas. Las afecciones externas pueden abordarse con aplicaciones tópicas como linimentos o cataplasmas. La naturaleza de la situación influye en la elección del método de administración, las preferencias del paciente y los objetivos terapéuticos.

En conclusión, los métodos de preparación y administración en la medicina tradicional china ejemplifican la precisión y la individualización inherentes a la práctica herbal. Ya sea que utilicen decocciones, infusiones, tinturas, polvos o aplicaciones tópicas, los profesionales de la medicina tradicional china seleccionan cuidadosamente los métodos que se alinean con las características únicas de cada hierba y las necesidades específicas del individuo. Este enfoque matizado mejora la eficacia de la fitoterapia y garantiza que la administración sea práctica, apetecible y adaptada a las diversas condiciones encontradas en la práctica clínica. A medida que la medicina herbal continúa integrándose en la atención médica moderna, la sabiduría encapsulada en estos métodos tradicionales sigue siendo una piedra angular en el arte y la ciencia de la curación botánica.

CAPÍTULO III

Hierbas chinas comunes y sus propiedades

Explorando las hierbas populares en la medicina china

La exploración de las hierbas populares en la medicina china revela una farmacopea diversa y consagrada que ha sido parte integral de la práctica de la medicina tradicional china (MTC) durante milenios. Estas hierbas, extraídas de varias partes de las plantas, han demostrado eficacia terapéutica para tratar un amplio espectro de condiciones de salud. Arraigadas en los principios de equilibrar el Yin y el Yang, armonizar las energías vitales del cuerpo (Qi) y apoyar los diversos sistemas de órganos, estas hierbas contribuyen al enfoque holístico de la MTC. Esta exploración permite vislumbrar el rico tapiz de las hierbas chinas populares, sus propiedades y las condiciones para las que se utilizan tradicionalmente.

El ginseng (Panax ginseng), también llamado el "rey de las hierbas", es muy valorado por sus propiedades adaptógenas, ayudando al cuerpo a recuperarse del estrés y volver al equilibrio. En la medicina tradicional china, se clasifica como un tónico Qi que eleva la fuerza vital del cuerpo. El ginseng se ha utilizado durante mucho tiempo para aumentar la inmunidad, aumentar el vigor general y mejorar la resistencia mental y física. También se considera un tónico Shen, que mejora las facultades mentales y espirituales.

Astrágalo (Huang Qi): El astrágalo es una hierba de renombre en la medicina tradicional china conocida por sus propiedades estimulantes del sistema inmunológico. Clasificado como un tónico Qi, fortalece la resistencia del cuerpo a los patógenos externos, promueve la vitalidad y apoya las funciones de los pulmones y el bazo. El astrágalo a menudo se incluye en formulaciones para prevenir y recuperarse de infecciones respiratorias.

Raíz de regaliz (Gan Cao): La raíz de regaliz es valorada por sus propiedades armonizadoras en la medicina tradicional china. Se utiliza con frecuencia para moderar las acciones de otras hierbas en una fórmula y mejorar su eficacia. El regaliz también es conocido por su efecto calmante en el sistema digestivo, lo que lo convierte en una inclusión estándar en formulaciones que abordan el malestar estomacal y la irritabilidad.

Hongo Reishi (Lingzhi): El Reishi es un hongo medicinal venerado en la medicina tradicional china, reconocido por su capacidad para tonificar el Qi y nutrir la sangre. A menudo se usa para apoyar el sistema inmunológico, aliviar la fatiga y promover una mente tranquila y enfocada. El reishi también se considera un tónico Shen, que contribuye al bienestar emocional.

En la Medicina Tradicional China (MTC), la angélica china, también conocida como Dang Gui (Angelica Sinensis), es vital para la alimentación con sangre. Se usa ampliamente para tratar trastornos por deficiencia de sangre, controlar el ciclo menstrual y aliviar el dolor menstrual. Considerada una hierba suave, Dang Gui vigoriza y armoniza la sangre.

Baya de espino (Shan Zha): Las bayas de espino se emplean en la medicina tradicional china por su capacidad para ayudar a la digestión y promover la salud cardiovascular. A menudo se incluyen en formulaciones para aliviar el estancamiento de los alimentos y apoyar el movimiento del Qi en el sistema digestivo. El espino blanco también es valorado por su potencial para regular la circulación sanguínea.

Flor de crisantemo (Ju Hua): Las flores de crisantemo son conocidas por sus propiedades refrescantes en la medicina tradicional china. Se usan comúnmente para eliminar el calor del cuerpo, particularmente en los ojos. El té de crisantemo es una bebida popular en la cultura china, que se disfruta por sus efectos refrescantes y calmantes.

Baya de Schisandra (Wu Wei Zi): La Schisandra se clasifica como una hierba adaptógena en la medicina tradicional china, conocida por apoyar la resistencia del cuerpo al estrés. Se utiliza para tonificar el Qi, nutrir los riñones y armonizar los diversos sistemas de órganos. La Schisandra se incluye a menudo en formulaciones diseñadas para mejorar la vitalidad y combatir la fatiga.

Cúrcuma (Jiang Huang): Aunque no es originaria de China, la cúrcuma se ha abierto camino en las formulaciones de la medicina tradicional china por sus propiedades antiinflamatorias y estimulantes de la sangre. Se utiliza tradicionalmente para tratar afecciones relacionadas con el Qi y el estancamiento de la sangre, como el dolor y la inflamación.

Atractylodes blancos (Bai Zhu): Los atractylodes blancos se clasifican como un tónico Qi en la medicina tradicional china, que beneficia principalmente al bazo y al estómago. A menudo aborda problemas digestivos, fatiga y afecciones relacionadas con la humedad. Los Atractylodes blancos son conocidos por su capacidad para fortificar el Qi digestivo.

Estas hierbas populares ejemplifican la diversidad y versatilidad de la medicina herbal china, cada una de las cuales contribuye con acciones y propiedades terapéuticas únicas. Es importante tener en cuenta que la eficacia de estas hierbas a menudo se realiza en el contexto de un enfoque holístico, donde las fórmulas se elaboran cuidadosamente para abordar los patrones específicos de falta de armonía del individuo. Los profesionales de la medicina tradicional china aprovechan la sinergia entre múltiples hierbas para crear formulaciones equilibradas que armonicen las vías energéticas del cuerpo y promuevan el bienestar general.

A medida que crece el interés por las prácticas curativas tradicionales en todo el mundo, estas populares hierbas chinas han trascendido las fronteras culturales y han ganado reconocimiento por sus posibles beneficios para la salud. La investigación moderna continúa explorando las acciones farmacológicas de estas hierbas, arrojando luz sobre sus mecanismos de acción y posibles aplicaciones en la atención médica integral.

En conclusión, explorar el mundo de las hierbas populares en la medicina china permite vislumbrar un sofisticado sistema de curación que ha resistido la prueba del tiempo. Estas hierbas, célebres por su enfoque holístico y su capacidad para abordar diversos problemas de salud, reflejan la profunda conexión entre la naturaleza y el bienestar humano. A medida que las personas integran estas hierbas en sus rutinas de bienestar, se involucran en una tradición que abarca siglos, adoptando la sabiduría de la medicina herbal china para apoyar la salud y la armonía en el cuerpo, la mente y el espíritu.

Propiedades y usos terapéuticos de cada hierba

Comprender las propiedades y los usos terapéuticos de cada hierba china es un viaje matizado al intrincado mundo de la medicina tradicional china (MTC). Cada hierba, cuidadosamente seleccionada por sus cualidades específicas, contribuye al enfoque holístico de la medicina tradicional china, con el objetivo de equilibrar las energías vitales del cuerpo, armonizar los sistemas de órganos y abordar los patrones de falta de armonía. Esta exploración profundiza en las propiedades y usos terapéuticos de varias hierbas refrescantes chinas, arrojando luz sobre sus funciones tradicionales en la promoción de la salud y el bienestar.

Ginseng (Panax ginseng): El ginseng, conocido como el "rey de las hierbas" en la medicina tradicional china, es venerado por sus propiedades adaptógenas. Clasificado como un tónico Qi, el ginseng se usa tradicionalmente para fortalecer la energía vital del cuerpo, mejorar la resistencia física y mental y promover la vitalidad general. Su naturaleza adaptógena le permite ayudar al cuerpo a adaptarse al estrés, lo que la convierte en una hierba valiosa para las personas que enfrentan desafíos físicos o mentales. Además, el ginseng se considera un tónico Shen, que apoya las funciones cognitivas y el bienestar emocional.

Astrágalo (Huang Qi): El astrágalo es una potente hierba clasificada como un tónico Qi en la medicina tradicional china. Sus usos terapéuticos giran en torno a estimular el sistema inmunológico, fortalecer la resistencia del cuerpo a patógenos externos y promover la vitalidad general. A menudo incluido en formulaciones para prevenir y recuperarse de infecciones respiratorias, el astrágalo es valorado por su capacidad para tonificar el Qi y apoyar las funciones de los pulmones y el bazo.

Raíz de regaliz (Gan Cao): La raíz de regaliz, conocida como Gan Cao en la medicina tradicional china, es apreciada por sus propiedades armonizadoras. El regaliz mejora su eficacia y mitiga los posibles efectos secundarios cuando se usa para moderar las acciones de otras hierbas en una fórmula. Más allá de su papel como armonizador, la raíz de regaliz es reconocida por su efecto calmante en el sistema digestivo, lo que la convierte en una inclusión estándar en formulaciones que abordan el malestar estomacal, la irritabilidad y los problemas digestivos.

Hongo Reishi (Lingzhi): Los hongos Reishi ocupan un lugar especial en la medicina tradicional china como una potente hierba para nutrir el Qi y la sangre. Tradicionalmente utilizado para apoyar el sistema inmunológico, aliviar la fatiga y promover una mente tranquila y enfocada, el reishi se considera un tónico Shen que contribuye al bienestar emocional. Sus propiedades adaptógenas la convierten en una hierba valiosa para las personas que buscan el equilibrio tanto en el ámbito físico como en el mental.

Dang Gui (Angelica Sinensis): Dang Gui, también conocida como Angélica China, es una hierba crucial en la medicina tradicional china para nutrir la sangre. Se usa ampliamente para tratar trastornos por deficiencia de sangre, controlar el ciclo menstrual y aliviar el dolor menstrual. Dang Gui es una hierba suave con propiedades armonizadoras y vigorizantes de la sangre; Esto lo hace especialmente bueno para la salud de la mujer.

Baya de espino (Shan Zha): Las bayas de espino juegan un papel vital en la medicina tradicional china, principalmente por sus efectos sobre la digestión y la salud cardiovascular. Utilizadas para aliviar el estancamiento de los alimentos y apoyar el movimiento de Qi en el sistema digestivo, las bayas de espino son valoradas por su capacidad para regular la circulación sanguínea. Esto los convierte en una inclusión estándar en formulaciones que abordan problemas de digestión y bienestar cardiovascular.

Flor de crisantemo (Ju Hua): Las flores de crisantemo, conocidas como Ju Hua en la medicina tradicional china, poseen propiedades refrescantes y se usan comúnmente para eliminar el calor del cuerpo. Esto es particularmente beneficioso para tratar afecciones relacionadas con el exceso de calor, como las que afectan a los ojos. El té de crisantemo, hecho de flores, es una bebida popular en la cultura china, célebre por su sabor refrescante y sus efectos calmantes.

Baya de Schisandra (Wu Wei Zi): La Schisandra se clasifica como una hierba adaptógena en la medicina tradicional china, conocida por apoyar la resistencia del cuerpo al estrés. Se utiliza para tonificar el Qi, nutrir los riñones y armonizar los diversos sistemas de órganos. Schisandra a menudo se incluye en formulaciones diseñadas para mejorar la vitalidad, combatir la fatiga y promover el bienestar.

Cúrcuma (Jiang Huang): Aunque no es originaria de China, la cúrcuma se ha abierto camino en las formulaciones de la medicina tradicional china por sus propiedades antiinflamatorias y vigorizantes de la sangre. Tradicionalmente utilizada para tratar afecciones relacionadas con el Qi y el estancamiento de la sangre, como el dolor y la inflamación, la cúrcuma ofrece una perspectiva única sobre la integración de hierbas de diversas tradiciones culturales.

Atractylodes blancos (Bai Zhu): Los atractylodes blancos se clasifican como un tónico Qi en la medicina tradicional china, centrándose principalmente en beneficiar al bazo y al estómago. A menudo se usa para tratar problemas digestivos, fatiga y afecciones relacionadas con la humedad. Valorada por su capacidad para fortalecer el Qi digestivo, los atractiloides blancos son una hierba fundamental en formulaciones diseñadas para apoyar el sistema digestivo.

Comprender las propiedades y los usos terapéuticos de cada hierba china es fundamental para la práctica de la medicina tradicional china, donde las hierbas a menudo se combinan en formulaciones intrincadas para abordar la falta de armonía única observada en cada individuo. La selección y la sinergia de estas hierbas contribuyen al enfoque holístico de la medicina tradicional china, enfatizando la interconexión del cuerpo, la mente y el espíritu. A medida que las personas exploran el mundo de la medicina herbal china, se involucran en una tradición que abarca siglos, apreciando la sabiduría incrustada en estos tesoros botánicos que continúan desempeñando un papel vital en la promoción de la salud y el equilibrio.

Cómo incorporar estas hierbas a la vida diaria

La incorporación de hierbas chinas en la vida diaria ofrece un enfoque holístico del bienestar, adoptando los principios de la medicina tradicional china (MTC) que enfatizan el equilibrio, la armonía y la interconexión del cuerpo, la mente y el espíritu. La integración de estas hierbas en las rutinas diarias no solo honra una rica tradición cultural, sino que también aprovecha los posibles beneficios para la salud derivados de la sabiduría de la naturaleza. Esta exploración profundiza en formas prácticas de incluir sin problemas las hierbas chinas en la vida diaria, reconociendo las diversas formas que pueden tomar estas hierbas y los diversos aspectos de la salud que pueden apoyar.

Infusiones: Una de las formas más accesibles y agradables de incorporar hierbas chinas en la vida diaria son los tés de hierbas. Las mezclas tradicionales chinas de té de hierbas, fácilmente disponibles en las tiendas o fáciles de preparar en casa, ofrecen un ritual delicioso y relajante. Las hierbas como el crisantemo, las bayas de goji y la cáscara de mandarina seca se pueden remojar para crear tés aromáticos y sabrosos. Estos tés proporcionan un momento de relajación y ofrecen beneficios potenciales para los ojos, el sistema inmunológico y la salud respiratoria.

Aventuras culinarias: Las hierbas chinas pueden llegar sin problemas a la cocina, enriqueciendo las comidas diarias con sabor y beneficios para la salud. Hierbas como el astrágalo, el ginseng y el ñame chino se pueden incorporar a sopas, guisos y caldos, infundiendo a los platos propiedades únicas. Esta integración culinaria no solo mejora el sabor de la comida, sino que también permite que las hierbas contribuyan a la nutrición general y al apoyo del cuerpo.

Suplementos a base de hierbas: Para aquellos que buscan una forma conveniente y concentrada de apoyo a base de hierbas, los suplementos a base de hierbas son una opción viable. Estos suplementos, a menudo disponibles en forma de cápsulas o tinturas, proporcionan una dosis estandarizada de hierbas chinas específicas. La incorporación de suplementos herbales en una rutina diaria permite una ingesta constante de compuestos beneficiosos, promoviendo el bienestar a largo plazo y abordando objetivos de salud particulares.

Aceites esenciales y aromaterapia: Se pueden utilizar hierbas chinas con cualidades aromáticas, como el eucalipto, la lavanda y la menta. Utilizando aceites críticos de estas hierbas, la aromaterapia proporciona una experiencia sensorial relajante y edificante.

Cuidado de la piel a base de hierbas: Las hierbas chinas tienen una larga tradición de ser utilizadas en formulaciones para el cuidado de la piel por sus beneficios potenciales. La incorporación de ginseng, bayas de goji y raíz de regaliz en las rutinas de cuidado de la piel puede proporcionar propiedades antioxidantes, promover la vitalidad de la piel y abordar problemas específicos de la piel. Ya sea que se infundan en limpiadores faciales, tónicos o humectantes, estas hierbas contribuyen a un enfoque holístico del cuidado de la piel.

Infusiones de hierbas en agua: Para una opción refrescante e hidratante, la infusión de agua con hierbas chinas agrega un sabor sutil al tiempo que ofrece beneficios potenciales para la salud. Las hierbas como la menta, el crisantemo o las bayas de espino se pueden agregar al agua y dejar en infusión, creando una bebida con sabor natural. Esta sencilla práctica fomenta una hidratación adecuada e introduce la suave influencia de los elementos herbales en la vida diaria.

Rituales a base de hierbas: Establecer rituales a base de hierbas puede infundir en la vida diaria momentos intencionales de autocuidado y reflexión. Ya sea a través de la preparación de tés de hierbas, la aplicación de productos herbales para el cuidado de la piel o la incorporación de aromaterapia, estos rituales crean un espacio para la atención plena y la conexión con la sabiduría inherente de la naturaleza. Esta integración consciente fomenta una sensación de equilibrio y armonía en medio de las demandas diarias.

Jardinería de hierbas: Para aquellos con un pulgar verde, cultivar un jardín de hierbas en casa puede ser gratificante. El cultivo de hierbas chinas como la menta, la lavanda o el cilantro proporciona una fuente sostenible con fines culinarios y de bienestar. Dedicarse a la jardinería de hierbas conecta a las personas con los ciclos de vida de estas plantas y permite un enfoque práctico para incorporar hierbas en la vida diaria.

Meditación a base de hierbas: Tradicionalmente, la meditación se ha relacionado con hierbas chinas específicas, como el incienso y el sándalo. Se puede producir una atmósfera favorable para el descanso y la reflexión quemando incienso de hierbas o utilizando aceites de meditación infundidos con hierbas. Estas hierbas mejoran la claridad mental y la experiencia sensorial cuando se agregan a las prácticas de atención plena o meditación.

En resumen, la incorporación de hierbas chinas en la vida cotidiana es una tarea dinámica y adaptable consistente con las ideas de salud holística. Las hierbas proporcionan varias formas de apoyar el bienestar, ya sea saboreadas en tés, recetas, rutinas de cuidado de la piel o experiencias perfumadas. Las personas pueden desarrollar un vínculo más fuerte con la naturaleza y beneficiarse de la extensa historia de la medicina herbal china incorporando estas actividades en sus rutinas diarias.

CAPÍTULO IV

Fórmulas y prescripciones a base de hierbas

Combinaciones de hierbas para condiciones de salud específicas

La combinación de hierbas chinas para condiciones de salud específicas es una piedra angular de la medicina tradicional china (MTC), que refleja el enfoque holístico que aborda las causas fundamentales del desequilibrio en lugar de simplemente aliviar los síntomas. Los profesionales de la medicina tradicional china seleccionan y formulan cuidadosamente combinaciones de hierbas en función de la constitución única del individuo, los patrones de falta de armonía y la condición de salud específica que se está tratando. En esta sección se examina el arte y la ciencia de mezclar hierbas chinas para producir efectos sinérgicos que apoyen la curación y devuelvan el equilibrio al cuerpo.

Salud respiratoria: Para las personas que enfrentan desafíos respiratorios, la medicina tradicional china a menudo emplea una combinación de hierbas para tratar síntomas como la tos, la congestión y la dificultad para respirar. Las hierbas como el platycodon (Jie Geng) y la semilla de albaricoque (Xing Ren) pueden combinarse para eliminar la flema y aliviar la tos, mientras que la corteza de morera (Sang Bai Pi) se agrega para promover la resolución del exceso de calor pulmonar. Estas combinaciones tienen como objetivo armonizar el sistema respiratorio, apoyando los pulmones y el equilibrio energético general del cuerpo.

Trastornos digestivos: Las hierbas chinas se combinan con frecuencia para tratar una variedad de trastornos digestivos, que incluyen indigestión, hinchazón y movimientos intestinales irregulares. Una combinación clásica podría incluir hierbas como el jengibre (Gan Jiang) y la corteza de magnolia (Hou Po) para armonizar el estómago y aliviar las náuseas. Se pueden agregar atractylodes blancos (Bai Zhu) y hongos poria (Fu Ling) para fortalecer el bazo y tratar la humedad, lo que contribuye a mejorar la función digestiva.

Salud de la mujer: Las combinaciones de hierbas chinas desempeñan un papel crucial en el tratamiento de los problemas de salud de la mujer, como la menstruación irregular, los desequilibrios hormonales y los síntomas de la menopausia. Para las irregularidades menstruales, hierbas como la raíz de peonía china (Bai Shao) y el dong quai (Dang Gui) a menudo se combinan para nutrir la sangre y regular el ciclo menstrual. Además, las combinaciones para el apoyo a la menopausia pueden incluir hierbas como rehmannia (Shu Di Huang) y cohosh negro (Sheng Ma) para tratar los desequilibrios hormonales y aliviar síntomas como los sofocos.

Apoyo inmunológico: Las combinaciones de hierbas chinas fortalecen el sistema inmunológico, particularmente durante los momentos de mayor vulnerabilidad a los patógenos externos. Hierbas de renombre como el astrágalo (Huang Qi) y el ligustrum (Nu Zhen Zi) a menudo se combinan para tonificar el Qi y nutrir el sistema inmunológico. Estas combinaciones tienen como objetivo crear una defensa sólida contra las enfermedades y promover la vitalidad general.

Estrés y ansiedad: En el ámbito del bienestar mental y emocional, las hierbas chinas se combinan para tratar el estrés, la ansiedad y el insomnio. Las hierbas calmantes como la Schisandra (Wu Wei Zi) y la semilla de Ziziphus (Suan Zao Ren) se pueden mezclar para calmar el espíritu y apoyar un sueño reparador. Estas combinaciones reconocen la intrincada conexión entre la mente y el cuerpo, buscando restablecer el equilibrio en ambos aspectos del bienestar.

Salud cardiovascular: Las combinaciones de hierbas de la medicina tradicional china a menudo apoyan la salud cardiovascular al abordar la presión arterial alta y la mala circulación. Las combinaciones tradicionales pueden incluir hierbas como la baya de espino (Shan Zha) y la raíz de salvia (Dan Shen) para promover un flujo sanguíneo saludable, reducir la presión arterial y abordar los patrones de estancamiento.

Salud de las articulaciones y los músculos: Los remedios herbales de la Medicina Tradicional China (MTC) están destinados a aliviar el dolor, reducir la inflamación y estimular el flujo sanguíneo en quienes sufren de dolores articulares y musculares. La combinación de hierbas como la corteza de sauce blanco (Bai Liu) y la corteza de eucomia (Du Zhong) puede fortalecer los huesos y ligamentos y aliviar el estancamiento y los patrones deficientes.

Salud del hígado: Las hierbas chinas a menudo se combinan para apoyar la salud del hígado y tratar afecciones como el estancamiento del qi del hígado. La raíz de bupleurum (Chai Hu) y la raíz de peonía blanca (Bai Shao) se combinan con frecuencia para calmar el hígado, aliviar el estrés y regular el flujo de qi. Estas combinaciones tienen como objetivo restaurar la armonía del hígado y evitar la acumulación de energía estancada.

Salud renal: En la Medicina Tradicional China, los riñones son esenciales. Las fórmulas a base de hierbas están hechas para tonificar la esencia de los riñones y tratar dolencias como el agotamiento, el dolor lumbar y los problemas de reproducción. Las hierbas que favorecen la vida útil y el vigor físico, como la Rehmannia (Shu Di Huang) y la cornamenta de ciervo (Lu Jiao Jiao), pueden combinarse para nutrir los riñones.

Alergias: Las hierbas chinas se combinan para tratar las alergias regulando la respuesta inmunitaria y aliviando síntomas como los estornudos y la congestión nasal. La combinación de hierbas como la flor de magnolia (Xin Yi Hua) y la schisandra (Wu Wei Zi) puede ayudar a modular la reacción del cuerpo a los alérgenos y aliviar los síntomas alérgicos.

En conclusión, la combinación de hierbas chinas para condiciones de salud específicas encarna la filosofía holística de la medicina tradicional china, reconociendo la interconexión de los sistemas corporales y la importancia de abordar los desequilibrios de la raíz. Estas combinaciones, adaptadas a las necesidades individuales, muestran el intrincado conocimiento y la sabiduría de la medicina tradicional china, ofreciendo un enfoque personalizado e integral de la salud y la curación. A medida que las personas exploran el mundo de las combinaciones de hierbas de la medicina tradicional china, se involucran en una tradición consagrada que armoniza el cuerpo, la mente y el espíritu para un bienestar óptimo.

Creación de fórmulas herbales equilibradas y personalizadas

La creación de fórmulas herbales equilibradas y personalizadas es un proceso matizado e intrincado que se basa en siglos de sabiduría de la medicina tradicional china (MTC). Este enfoque de tratamiento se basa en las complejas relaciones entre los órganos del cuerpo, los conceptos de Yin y Yang y los Cinco Elementos. El objetivo de crear una fórmula herbal china es abordar los desequilibrios y síntomas subyacentes que dan lugar a la enfermedad, lo que en última instancia devuelve el equilibrio y la armonía a los sistemas internos del cuerpo.

En el núcleo de la medicina herbal china se encuentra el concepto de tratamiento individualizado. Los profesionales evalúan cuidadosamente la salud general de un paciente, teniendo en cuenta los síntomas físicos, el bienestar emocional, el estilo de vida y los factores ambientales. Este enfoque holístico garantiza que la fórmula a base de hierbas se adapte a las necesidades específicas del individuo, reconociendo la constitución única y los desequilibrios que pueden estar contribuyendo a sus problemas de salud.

Un aspecto fundamental de la creación de una fórmula herbal equilibrada es comprender las energías Yin y Yang dentro del cuerpo. En la medicina tradicional china, la salud se considera un estado de equilibrio dinámico entre estas fuerzas opuestas. Los desequilibrios pueden surgir debido a excesos o deficiencias en el Yin o el Yang, lo que lleva a diversos problemas de salud. Las fórmulas a base de hierbas tienen como objetivo restaurar este equilibrio abordando los desequilibrios específicos presentes en un individuo.

La teoría de los cinco componentes mejora nuestro conocimiento de los desequilibrios al asignar componentes de madera, fuego, tierra, metal y agua a órganos y tejidos. Cada componente está vinculado a órganos particulares y a las funciones que los acompañan. Al examinar la interacción entre estos componentes, los profesionales pueden discernir patrones de discordia y elegir hierbas que se dirijan específicamente a los órganos afectados, fomentando el equilibrio en todo el sistema.

El proceso de creación de una fórmula equilibrada comienza con una evaluación diagnóstica exhaustiva. Esto puede implicar examinar la lengua, el pulso y la constitución general del paciente. Además, los profesionales indagan sobre el historial médico, el estilo de vida y el bienestar emocional del paciente para comprender de manera integral el estado de salud del individuo.

Una vez que se recopila la información diagnóstica, el médico selecciona una combinación de hierbas que funcionan sinérgicamente para abordar los desequilibrios identificados. El arte de la formulación consiste en combinar hierbas que mejoran los efectos terapéuticos de cada una al tiempo que mitigan los posibles efectos secundarios. Algunas hierbas pueden servir como ingredientes principales, apuntando a la causa raíz del desequilibrio, mientras que otras pueden apoyar y armonizar la fórmula, asegurando un enfoque holístico para la curación.

En una fórmula china, las hierbas a menudo se clasifican en funciones primarias, secundarias y, a veces, terciarias en función de sus funciones. Las hierbas primarias son los ingredientes principales que atacan la causa raíz, las hierbas secundarias apoyan a las hierbas primarias o abordan los síntomas acompañantes, y se pueden agregar hierbas terciarias para ajustar la fórmula a la constitución específica del paciente o para contrarrestar los posibles efectos secundarios.

La compatibilidad de las hierbas es una consideración crítica en las formulaciones de hierbas chinas. Ciertas combinaciones pueden potenciar los efectos terapéuticos, mientras que otras pueden dar lugar a interacciones o efectos secundarios indeseables. Los herbolarios tradicionales confían en su amplio conocimiento de las interacciones hierba-hierba y su comprensión de la constitución única del paciente para crear una fórmula armoniosa y efectiva.

Además de equilibrar el Yin y el Yang, los herbolarios tienen en cuenta el concepto de "Jun-Chen-Zuo-Shi" a la hora de formular. Esto se refiere a las hierbas del jefe (Jun), el asistente (Chen), el enviado (Zuo) y el guía (Shi) dentro de una fórmula. La hierba principal aborda el patrón o condición primaria, las hierbas auxiliares mejoran los efectos de la hierba superior o los patrones secundarios objetivo, las hierbas enviadas guían la fórmula a meridianos u órganos específicos, y las hierbas guía armonizan la fórmula y mitigan los posibles efectos secundarios.

La flexibilidad es otro sello distintivo de la medicina herbal china. A medida que evoluciona la condición de un paciente, la fórmula a base de hierbas se puede ajustar para adaptarse a los cambios en los síntomas o desequilibrios subyacentes. Esta adaptabilidad permite a los profesionales ajustar el plan de tratamiento a lo largo del tiempo, asegurando que se adapte a las necesidades dinámicas de salud del individuo.

A la hora de hacer brebajes potentes, la calidad y la autenticidad de las plantas son cruciales. Los herbolarios chinos con frecuencia dependen de proveedores y fuentes confiables para garantizar la fuerza y pureza de sus hierbas. La eficacia de la fórmula se ve directamente afectada por la integridad de las hierbas, por lo que los profesionales cualificados hacen todo lo posible para obtener ingredientes de primera calidad.

En resumen, el desarrollo de fórmulas herbales chinas personalizadas y bien equilibradas es un procedimiento intrincado arraigado en las antiguas teorías de la medicina tradicional china. Una evaluación exhaustiva de la salud general del paciente es parte de ello, junto con el conocimiento del Yin y el Yang, los Cinco Elementos y la mezcla experta de hierbas para tratar los síntomas y los desequilibrios subyacentes. Para esta formulación se necesita compatibilidad, un conocimiento profundo de las cualidades de las hierbas y flexibilidad en la adaptación de la fórmula a medida que cambia la condición del paciente. Al final, la medicina herbal china busca restaurar el equilibrio y la armonía de los complejos sistemas del cuerpo al proporcionar un enfoque integral e individualizado para la curación.

El enfoque holístico para abordar las causas fundamentales

Los principios básicos de la medicina tradicional china (MTC), que enfatizan una comprensión profunda de los sistemas interrelacionados dentro del cuerpo, se reflejan en el enfoque holístico para tratar los problemas de raíz. De acuerdo con este punto de vista holístico, el cuerpo es visto como un todo integrado en el que todos los órganos y sistemas trabajan juntos armoniosamente. Las fórmulas herbales chinas buscan mejorar la salud a largo plazo y restaurar el equilibrio del cuerpo corrigiendo los desequilibrios en su raíz.

En el corazón de este enfoque holístico se encuentra el concepto de la energía vital del cuerpo, conocida como Qi. En la filosofía de la medicina tradicional china, el Qi fluye a través de los meridianos, nutriendo órganos y tejidos. Se cree que los desequilibrios en el Qi, ya sea en exceso o deficiencia, están en el centro de muchas condiciones de salud. Al diagnosticar y tratar estos desequilibrios, las fórmulas herbales chinas tienen como objetivo regular el flujo de Qi, promoviendo un estado de equilibrio y previniendo la recurrencia de los síntomas.

Las causas fundamentales en las recetas de hierbas chinas a menudo se identifican a través de un proceso de diagnóstico integral. Los profesionales de la medicina tradicional china emplean varios métodos, como el examen del pulso y la lengua, las preguntas sobre los síntomas, el historial médico y los factores del estilo de vida. Esta evaluación detallada permite al profesional obtener información sobre el estado general de salud del paciente, identificando patrones de falta de armonía y señalando las causas fundamentales de su afección.

El enfoque holístico se extiende más allá del ámbito físico, reconociendo la intrincada conexión entre las emociones y la salud. Las emociones se consideran un aspecto importante del diagnóstico de la MTC, y los desequilibrios en el bienestar emocional se consideran posibles contribuyentes a las dolencias físicas. Por ejemplo, el estrés crónico puede conducir al estancamiento del Qi, afectando el buen funcionamiento de los órganos y meridianos. Por lo tanto, las fórmulas herbales chinas están diseñadas no solo para abordar los síntomas físicos, sino también para reequilibrar los aspectos emocionales del bienestar de un individuo.

El examen de los impactos ambientales y los factores del estilo de vida en el enfoque integral es otro componente crucial. Los remedios herbales chinos se fabrican con frecuencia para trabajar con cambios en el estilo de vida para promover la salud general y evitar que los desequilibrios se repitan.

La naturaleza holística de la medicina herbal china es evidente en el énfasis en el tratamiento de la persona en su totalidad en lugar de síntomas o afecciones aisladas. Los practicantes reconocen que el cuerpo es un sistema dinámico e interconectado, y que los desequilibrios en un área pueden afectar a todo el organismo. Por ejemplo, un problema digestivo puede manifestarse como problemas de la piel, y un profesional experto en medicina tradicional china tratará de abordar la causa raíz en el sistema digestivo en lugar de limitarse a tratar los síntomas de la piel.

Las fórmulas herbales chinas abordan patrones específicos de desarmonía al considerar las interconexiones entre diferentes órganos, los Cinco Elementos y la interacción de la energía Yin y Yang. Los herbolarios que comprenden los desequilibrios subyacentes pueden seleccionar hierbas que se complementen entre sí para abordar las causas subyacentes de una afección. Este método tiene como objetivo restaurar el equilibrio de la intrincada red de interacciones dentro del cuerpo más allá del enfoque reduccionista de identificar y tratar síntomas particulares.

La adaptabilidad de las fórmulas herbales chinas es un aspecto crucial de su naturaleza holística. A medida que evoluciona la condición del paciente, la prescripción se puede ajustar para adaptarse a los cambios en los síntomas o desequilibrios. Este enfoque personalizado y dinámico permite a los profesionales refinar el plan de tratamiento a lo largo del tiempo, asegurando que se adapte a la constitución única y al viaje de salud del individuo.

La perspectiva holística también se extiende al concepto de medicina preventiva en la medicina tradicional china. En lugar de esperar a que se manifiesten los síntomas, la medicina herbal china hace hincapié en mantener el equilibrio y evitar que se desarrollen desequilibrios. Este enfoque proactivo implica evaluaciones periódicas de la salud del paciente, asesoramiento sobre el estilo de vida y fórmulas a base de hierbas para apoyar el bienestar general.

La calidad y la autenticidad de las hierbas juegan un papel fundamental en el enfoque holístico de la medicina herbal china. Los profesionales priorizan el abastecimiento de hierbas de alta calidad de proveedores acreditados para garantizar la pureza y potencia de las fórmulas. La integridad de las hierbas influye directamente en sus efectos terapéuticos y en el éxito general del tratamiento. Este compromiso con la calidad refleja el profundo respeto por las propiedades curativas de las plantas dentro de la tradición de la medicina tradicional china.

En conclusión, el enfoque holístico para abordar las causas fundamentales en las fórmulas y prescripciones de hierbas chinas encarna la esencia de la medicina tradicional china. Para encontrar y abordar los desequilibrios subyacentes que causan problemas de salud, los profesionales consideran la interdependencia de los elementos ambientales, emocionales y físicos. Este método busca mejorar el bienestar a largo plazo y restaurar el equilibrio del sistema en lugar de solo tratar los síntomas. La medicina herbal china ofrece una visión holística del mundo que se alinea con la naturaleza dinámica de la salud y la curación, enfatizando la atención personalizada, la flexibilidad y las tácticas preventivas.

CAPÍTULO V

Métodos de diagnóstico en la medicina china

Técnicas diagnósticas tradicionales (diagnóstico de lengua, lectura del pulso, etc.)

La medicina tradicional china (MTC) se basa en un rico tapiz de técnicas de diagnóstico perfeccionadas a lo largo de los siglos, que ofrecen información valiosa sobre la salud del cuerpo. Entre estos, el diagnóstico de la lengua y la lectura del pulso se destacan como métodos fundamentales, que desempeñan un papel fundamental en la evaluación del equilibrio general de las energías vitales del cuerpo y la identificación de patrones de desarmonía.

El diagnóstico de la lengua en la medicina tradicional china implica examinar meticulosamente el color, la forma, el recubrimiento y el nivel de humedad de la lengua. Dado que se dice que la lengua es un reflejo de los órganos internos, las alteraciones en su apariencia pueden proporcionar detalles esenciales sobre la salud del cuerpo. Los practicantes prestan atención al color del cuerpo de la lengua, que refleja las condiciones de Sangre y Yin. Una lengua de color púrpura rojizo puede indicar un exceso de calor, mientras que una lengua pálida puede indicar un déficit sanguíneo. La forma de la lengüeta también es esencial; Las anomalías como la hinchazón, las fisuras o las desviaciones pueden indicar varios desequilibrios.

El recubrimiento de la lengua se examina de cerca, ya que refleja el estado del sistema digestivo y la presencia de patógenos. Una capa delgada y blanca se considera normal, pero el grosor, el color o los cambios de humedad pueden indicar desequilibrios. Por ejemplo, una capa amarilla gruesa puede sugerir la presencia de calor o humedad, mientras que una capa seca puede indicar una deficiencia de Yin. El nivel de humedad de la lengua está asociado con la hidratación del cuerpo y el equilibrio entre el Yin y el Yang.

La lectura del pulso, otra técnica diagnóstica esencial en la MTC, consiste en palpar la arteria radial en la muñeca. El practicante evalúa la calidad, el ritmo y la fuerza del pulso en diferentes posiciones, correspondientes a los doce meridianos y órganos primarios. En contraste con el enfoque predominante de la medicina occidental en la frecuencia cardíaca, el diagnóstico del pulso de la MTC ofrece una comprensión más compleja del movimiento del Qi y la sangre en todo el cuerpo.

El pulso se clasifica en función de la profundidad, la velocidad, la anchura y la fuerza. Cada posición y calidad del pulso está asociada con órganos y meridianos específicos, lo que permite a los practicantes identificar patrones de desarmonía. Por ejemplo, un pulso nervudo o entrecortado puede indicar un estancamiento del Qi hepático, mientras que un pulso débil podría sugerir una deficiencia de Qi. La evaluación simultánea de múltiples posiciones de pulso permite a los profesionales comprender el panorama interno del paciente de manera integral.

Además del diagnóstico de la lengua y la lectura del pulso, los profesionales de la medicina tradicional china utilizan otros métodos de diagnóstico para obtener una comprensión holística de la salud del paciente. La observación incluye la evaluación de la complexión, el comportamiento y los movimientos corporales del paciente, ofreciendo pistas sobre el estado del Qi, la sangre y el equilibrio general del Yin y el Yang. Por ejemplo, un paciente con una tez pálida puede estar experimentando deficiencia de sangre, mientras que el movimiento excesivo puede sugerir la presencia de aire interno.

Escuchar y oler, los "cuatro pilares" del diagnóstico de la MTC, implican prestar atención a la voz, la respiración y los olores distintivos del paciente. Los cambios en el tono o la calidad de la voz pueden proporcionar información sobre el estado de los pulmones, mientras que ciertos olores pueden indicar la presencia de calor o humedad interna. Estos aspectos sensoriales contribuyen al enfoque diagnóstico multifacético de la MTC, permitiendo a los profesionales recopilar información más allá de lo que es observable a través de medios visuales y táctiles.

Al integrar estas técnicas de diagnóstico en la medicina tradicional china, los profesionales pueden identificar las causas fundamentales de los problemas de salud y ajustar los planes de tratamiento para abordar los desequilibrios. Por ejemplo, un paciente que presenta problemas digestivos y una lengua roja e hinchada con una capa amarilla puede tener calor húmedo en el tracto digestivo. La selección de hierbas específicas y puntos de acupuntura para tratar el desequilibrio se basará en este diagnóstico.

Uno de los puntos fuertes de las técnicas diagnósticas de la MTC es su capacidad para detectar desequilibrios de forma temprana, a menudo antes de que se manifiesten los síntomas. Este enfoque proactivo se alinea con el énfasis tradicional en la medicina preventiva, lo que permite a los profesionales abordar los desequilibrios y promover el bienestar antes de desarrollar problemas de salud más significativos. La comprensión matizada obtenida a través de los métodos de diagnóstico permite a los profesionales de la medicina tradicional china proporcionar intervenciones personalizadas y específicas para cada individuo.

Es fundamental tener en cuenta que las técnicas diagnósticas de la MTC no son aisladas; Están entrelazados y se complementan entre sí para formar un marco de diagnóstico integral. Las lecturas de la lengua y el pulso, en particular, a menudo se usan en conjunto para validar los hallazgos y refinar el diagnóstico. Por ejemplo, un pulso enjuto que indica un estancamiento del Qi del

Hígado puede ser corroborado por una lengua que muestra signos de tensión o desviación.

A pesar de la eficacia de las técnicas diagnósticas tradicionales, los profesionales de la medicina tradicional china reconocen la importancia de integrar las evaluaciones médicas modernas cuando sea necesario. Estos pueden incluir estudios de imagen, pruebas de laboratorio y consultas con otros especialistas médicos para garantizar una imagen completa de la situación de salud del paciente. La integración de métodos contemporáneos y convencionales permite un enfoque de tratamiento más exhaustivo y centrado en el paciente.

En conclusión, las técnicas de diagnóstico tradicionales en la medicina china, como el diagnóstico de la lengua y la lectura del pulso, forman la base de un enfoque holístico y personalizado de la atención médica. Estos métodos, profundamente arraigados en la sabiduría antigua, ofrecen a los profesionales una valiosa visión del equilibrio interno del cuerpo, guiando la selección de las intervenciones adecuadas. Al combinar observaciones visuales, táctiles y sensoriales, los profesionales de la medicina tradicional china pueden identificar patrones de falta de armonía, a menudo en una etapa temprana, y abordar las causas fundamentales de los problemas de salud. La integración de los métodos de diagnóstico tradicionales con las evaluaciones modernas mejora aún más la eficacia y la exhaustividad de las prácticas sanitarias, lo que refleja la adaptabilidad y la relevancia de la medicina tradicional china en el mundo contemporáneo.

Comprender los signos y síntomas del cuerpo

Comprender los signos y síntomas del cuerpo a través de los métodos de diagnóstico chinos es un proceso profundo e intrincado profundamente arraigado en la filosofía de la medicina tradicional china (MTC). Este enfoque trasciende el modelo convencional de aislar los síntomas y, en cambio, busca desentrañar los patrones subyacentes de falta de armonía dentro del cuerpo. Los practicantes de la MTC interpretan las señales del cuerpo como un reflejo de la interacción dinámica entre las energías Yin y Yang, el flujo de Qi (energía vital) y el equilibrio de los órganos internos del cuerpo.

Uno de los principales métodos de diagnóstico en la medicina tradicional china es el diagnóstico de la lengua, en el que los profesionales examinan meticulosamente el color, la forma, el recubrimiento y la humedad de la lengua. La lengua se considera un espejo de los órganos internos del cuerpo, y las variaciones en su apariencia ofrecen información valiosa. Por ejemplo, una lengua pálida puede indicar deficiencia de sangre, mientras que un tono rojo o violáceo puede sugerir exceso de calor. Los cambios en el recubrimiento de la lengua, como el grosor, el color o el nivel de humedad, proporcionan información adicional sobre el sistema digestivo y la presencia de patógenos. Un practicante experto puede discernir la condición general del cuerpo sintetizando estas diversas características de la lengua.

La lectura del pulso es otra herramienta diagnóstica indispensable en la MTC, que consiste en palpar la arteria radial en la muñeca. A diferencia de la medicina occidental, que se centra principalmente en la frecuencia cardíaca, el diagnóstico del pulso de la MTC profundiza en los matices de la calidad del pulso, el ritmo y la fuerza en diferentes posiciones correspondientes a los doce meridianos y órganos primarios. La calidad y posición de cada pulso está asociada con sistemas de órganos específicos, lo que permite a los profesionales identificar patrones de desarmonía. Por ejemplo, un pulso enjuto o entrecortado puede indicar un estancamiento del Qi hepático, mientras que un pulso débil podría sugerir una deficiencia de Qi. La integración de la información de múltiples posiciones del pulso permite a los profesionales construir una comprensión completa y matizada del panorama interno del paciente.

El diagnóstico observacional, que abarca aspectos como la complexión, el comportamiento y los movimientos corporales, desempeña un papel crucial en el diagnóstico de la medicina tradicional china. Los médicos observan atentamente la apariencia externa de un paciente, buscando signos de desequilibrio en la tez, como palidez, enrojecimiento o un tinte amarillento. Los cambios en los movimientos corporales, como la inquietud excesiva o la lentitud, proporcionan más información sobre el estado del Qi y la Sangre. Las expresiones faciales, el lenguaje corporal y el comportamiento general contribuyen a la comprensión del médico sobre el bienestar emocional del paciente, un aspecto vital en el diagnóstico de la medicina tradicional china donde las emociones se consideran parte integral de la salud general.

Escuchar y oler, considerados los "cuatro pilares" del diagnóstico de la MTC, implican prestar atención a la voz, la respiración y los olores distintivos del paciente. Los cambios en el tono o la calidad de la voz ofrecen pistas sobre el estado de los pulmones, mientras que ciertos olores pueden indicar la presencia de calor interno o humedad. Estos aspectos sensoriales contribuyen al enfoque diagnóstico multifacético de la MTC, permitiendo a los profesionales recopilar información más allá de lo que es observable a través de medios visuales y táctiles.

En lugar de ser vistos como sucesos distintos, la MTC ve las indicaciones y síntomas del cuerpo como expresiones interconectadas de la homeostasis general del cuerpo. Por ejemplo, los patrones de falta de armonía, como la escasez de sangre, el estancamiento del qi del hígado o el calor extremo, pueden provocar dolores de cabeza. Al reconocer estos patrones, los profesionales de la medicina tradicional china pueden crear tratamientos personalizados que aborden las causas fundamentales de los síntomas y devuelvan el equilibrio del cuerpo a la normalidad.

Un aspecto crucial del diagnóstico de la MTC es el reconocimiento de patrones en lugar de la mera identificación de síntomas individuales. Los síntomas son manifestaciones de desequilibrios más profundos, y los profesionales de la medicina tradicional china tienen como objetivo identificar el patrón o síndrome que subyace a un conjunto de síntomas. Este enfoque permite una estrategia de tratamiento más matizada y específica, que aborda no solo la incomodidad inmediata, sino también la causa raíz de la falta de armonía.

La naturaleza holística de los diagnósticos de la MTC es evidente en su capacidad para considerar la interacción entre los aspectos físicos, emocionales y ambientales del cuerpo. Las emociones se consideran parte integral de la salud, y los desequilibrios en el bienestar emocional se reconocen como posibles contribuyentes a las dolencias físicas. Por ejemplo, el estrés crónico puede provocar el estancamiento del Qi, afectando al buen funcionamiento de los órganos y meridianos. El diagnóstico de la MTC, por lo tanto, abarca una exploración del paisaje emocional del paciente para obtener una comprensión integral de su salud general.

La comprensión de los signos y síntomas del cuerpo a través de los métodos de diagnóstico chinos se extiende más allá de la identificación de enfermedades y enfatiza el concepto de medicina preventiva. Los profesionales de la medicina tradicional china tienen como objetivo detectar los desequilibrios en una etapa temprana, a menudo antes de que se manifiesten los síntomas, lo que permite intervenciones proactivas. Al abordar los desequilibrios y promover el bienestar general, la medicina tradicional china se alinea con el énfasis tradicional en la prevención de enfermedades y el mantenimiento de la armonía dentro del cuerpo.

En conclusión, comprender los signos y síntomas del cuerpo a través de los métodos de diagnóstico chinos encarna la naturaleza holística e intrincada de la medicina tradicional china. El diagnóstico de la lengua, la lectura del pulso, el diagnóstico observacional y las evaluaciones sensoriales proporcionan un marco integral para interpretar las expresiones de desequilibrio del cuerpo. Basado en principios antiguos, el diagnóstico de la MTC trasciende la visión reduccionista de los síntomas y busca identificar patrones de falta de armonía, lo que permite intervenciones personalizadas y específicas. Debido a que los factores ambientales, emocionales y físicos son interdependientes, la MTC aborda la salud y la curación de manera holística. Su objetivo es devolver el equilibrio y la armonía al cuerpo como un organismo dinámico e interconectado.

Personalización de los tratamientos a base de hierbas en función de las evaluaciones individuales

La personalización de los tratamientos a base de hierbas en función de evaluaciones individuales a través de métodos de diagnóstico es un sello distintivo de la medicina tradicional china (MTC), que refleja su enfoque holístico y centrado en el paciente para la atención médica. Los profesionales de la medicina tradicional china emplean muchas técnicas de diagnóstico, incluido el diagnóstico de la lengua, la lectura del pulso y las evaluaciones observacionales, para obtener una visión profunda de la constitución y los desequilibrios únicos de cada individuo. Estos métodos de diagnóstico proporcionan una comprensión integral del estado de salud del cuerpo, lo que permite a los profesionales adaptar los tratamientos a base de hierbas que abordan las causas fundamentales específicas de la afección de un paciente.

Una de las herramientas de diagnóstico esenciales en la personalización de los tratamientos a base de hierbas es el diagnóstico de la lengua. Al examinar meticulosamente el color, la forma, el recubrimiento y la humedad de la lengua, los profesionales obtienen información valiosa sobre el equilibrio interno del paciente. Por ejemplo, un tono rojo o violáceo en la lengua puede indicar exceso de calor, mientras que una lengua pálida puede sugerir deficiencia de sangre. Los cambios en el recubrimiento, como el grosor, el color o el nivel de humedad, guían aún más al profesional en la identificación de patrones de desarmonía relacionados con el sistema digestivo y la presencia de patógenos. Este análisis detallado constituye la base para seleccionar las hierbas que se dirigen a los desequilibrios identificados.

La lectura del pulso, otro método de diagnóstico esencial, proporciona matices adicionales para personalizar los tratamientos a base de hierbas. Al palpar la arteria radial en diferentes posiciones correspondientes a los doce meridianos y órganos primarios, los practicantes disciernen la calidad, el ritmo y la fuerza del pulso. La calidad y posición de cada pulso se asocia con sistemas de órganos específicos, lo que ayuda a identificar patrones de desarmonía. Por ejemplo, un pulso enjuto o entrecortado puede sugerir un estancamiento del Qi hepático, mientras que un pulso débil podría indicar una deficiencia de Qi. La integración de la información de varias posiciones del pulso permite a los profesionales crear una prescripción herbal personalizada y matizada.

Los diagnósticos observacionales, que abarcan aspectos como la complexión, el comportamiento y los movimientos corporales, contribuyen aún más a la evaluación individualizada. Los practicantes observan atentamente los signos externos, como los cambios en la complexión, que pueden indicar desequilibrios en la sangre, el qi o sistemas de órganos específicos. Los movimientos corporales y el comportamiento general proporcionan información sobre el estado de Qi y el bienestar emocional. Al sintetizar estas observaciones con lecturas de la lengua y el pulso, los profesionales desarrollan una comprensión holística del paciente, lo que permite la personalización de los tratamientos a base de hierbas que abordan los aspectos físicos y emocionales de su salud.

La personalización de los tratamientos a base de hierbas en la medicina tradicional china se extiende más allá de abordar los síntomas para abordar los patrones subyacentes de falta de armonía. Los síntomas son manifestaciones de desequilibrios más profundos, y los profesionales de la medicina tradicional china tienen como objetivo identificar el patrón o síndrome específico que subyace a un conjunto de síntomas. Por ejemplo, un paciente que presenta problemas digestivos y una lengua roja e hinchada con una capa amarilla puede ser diagnosticado con calor húmedo en el sistema digestivo.

Luego, el tratamiento a base de hierbas se personaliza para abordar este patrón específico, con hierbas elegidas para eliminar el calor, resolver la humedad y armonizar el sistema digestivo.

Las teorías tradicionales del Yin y el Yang, los Cinco Elementos y el sistema de meridianos forman la base del enfoque personalizado de los tratamientos herbales de la medicina tradicional china. Estas ideas fundamentales ofrecen un marco para comprender la constitución y los desequilibrios individuales de cada persona. Para aliviar los síntomas y restaurar la homeostasis del cuerpo, el objetivo es tratar las razones subyacentes de la falta de armonía. Por ejemplo, a un paciente con síntomas de insuficiencia de Yin y Qi, como fatiga y descamación y enrojecimiento de la lengua, se le recomendaría una fórmula a base de hierbas para fortalecer el Qi y nutrir el Yin.

La flexibilidad y la adaptabilidad son aspectos cruciales de la personalización de los tratamientos a base de hierbas en la medicina tradicional china. A medida que evoluciona la condición de un paciente, la fórmula a base de hierbas se puede ajustar para adaptarse a los cambios en los síntomas o desequilibrios. Este enfoque dinámico garantiza que el tratamiento se adapte a las crecientes necesidades de salud del individuo. La adaptabilidad de los tratamientos herbales de la medicina tradicional china refleja el reconocimiento del cuerpo como un sistema dinámico e interconectado en el que los desequilibrios pueden cambiar con el tiempo.

Otra consideración esencial en la personalización de los tratamientos a base de hierbas es la compatibilidad de las hierbas dentro de una fórmula. Los herbolarios de la medicina tradicional china seleccionan cuidadosamente las hierbas que trabajan sinérgicamente para mejorar los efectos terapéuticos y mitigar los posibles efectos secundarios. El conocimiento tradicional de las hierbas guía la compatibilidad de las hierbas, asegurando una mezcla armoniosa que aborda los desequilibrios específicos identificados a través de métodos de diagnóstico. Por ejemplo, una hierba principal puede apuntar al patrón o condición principal. Por el contrario, las hierbas auxiliares apoyan y mejoran los efectos, las hierbas auxiliares guían la fórmula a meridianos u órganos específicos y las hierbas guía armonizan y mitigan los posibles efectos secundarios.

La calidad y la autenticidad de las hierbas son primordiales en la personalización de los tratamientos herbales de la medicina tradicional china. Los profesionales confían en fuentes y proveedores confiables para garantizar la pureza y potencia de sus hierbas. La integridad de las hierbas influye directamente en la eficacia de la fórmula, y los profesionales experimentados tienen mucho cuidado en la obtención de ingredientes de alta calidad. Este compromiso con la calidad refleja el profundo respeto por las propiedades curativas de las plantas dentro de la tradición de la medicina tradicional china.

En conclusión, la personalización de los tratamientos a base de hierbas en función de las evaluaciones individuales a través de métodos de diagnóstico es una piedra angular de la medicina tradicional china. El análisis meticuloso de la lengua, el pulso y los aspectos observacionales permite a los profesionales obtener una visión profunda de la constitución y los desequilibrios únicos de cada individuo. Al adaptar los tratamientos a base de hierbas para abordar las causas raíz específicas identificadas a través de métodos de diagnóstico, los profesionales de la medicina tradicional china brindan intervenciones personalizadas y efectivas. El enfoque individualizado, arraigado en principios antiguos y guiado por la flexibilidad y la adaptabilidad, refleja la naturaleza holística de la medicina tradicional china y su compromiso con la restauración del equilibrio y la promoción del bienestar en un sistema dinámico e interconectado.

CAPÍTULO VI

La fitoterapia china en la práctica

Integrar las hierbas chinas en una rutina de bienestar holístico

La incorporación de hierbas chinas en un régimen de bienestar integral encarna los conceptos fundamentales de la medicina tradicional china (MTC). Significa una unión armoniosa de la sabiduría convencional y las técnicas contemporáneas de bienestar. Gracias a su larga historia y amplia gama de beneficios medicinales, las hierbas chinas se incluyen rápidamente en los regímenes de salud holísticos para mejorar el bienestar general, resolver desequilibrios y promover el equilibrio. Esta integración es un enfoque deliberado y personalizado que tiene en cuenta la constitución de la persona, los objetivos de salud y la interacción dinámica de los elementos ambientales, psicológicos y físicos.

La integración de las hierbas chinas en un régimen de bienestar holístico se basa en la comprensión de que el cuerpo es un organismo dinámico y vinculado. En la medicina tradicional china, el funcionamiento óptimo de los órganos, un flujo armonioso de Qi (energía vital) y un equilibrio de las energías Yin y Yang indican buena salud. Las hierbas chinas se seleccionan por sus distintas propiedades y funciones; Su objetivo es aliviar los síntomas, tratar las causas fundamentales de los desequilibrios y devolver el equilibrio al cuerpo. Esta perspectiva holística, que destaca las conexiones entre varios aspectos de la salud, se alinea bien con la filosofía de bienestar holístico más amplia.

Uno de los beneficios clave de incorporar hierbas chinas en una rutina de bienestar holístico radica en su adaptabilidad y versatilidad. Estas hierbas no se consideran remedios aislados para dolencias específicas, sino componentes de fórmulas integrales diseñadas para abordar la naturaleza multifacética de la salud. Ya sea que se dirijan a problemas digestivos, manejo del estrés o apoyo inmunológico, las fórmulas herbales chinas están diseñadas para considerar las intrincadas relaciones entre los diferentes sistemas de órganos y la constitución general del individuo. Esta adaptabilidad permite a las personas adaptar su régimen de hierbas a sus necesidades y objetivos de salud únicos, fomentando un enfoque holístico más allá del manejo de los síntomas.

La integración de hierbas chinas en una rutina de bienestar holístico a menudo comienza con una evaluación integral por parte de un profesional calificado de MTC. A través de métodos de diagnóstico como el diagnóstico de la lengua, la lectura del pulso y las evaluaciones observacionales, el médico obtiene información sobre los patrones de desarmonía, la constitución y el estado de salud general del individuo. Este enfoque personalizado garantiza que el régimen de hierbas se alinee con las necesidades del individuo, abordando las causas fundamentales y promoviendo el bienestar general. La orientación del profesional es invaluable para navegar por la amplia gama de hierbas chinas y seleccionar la más efectiva y apropiada para los objetivos de salud del individuo.

En una rutina de bienestar holístico, las hierbas chinas no se consideran parte de un marco más amplio que abarque factores de estilo de vida, elecciones dietéticas y prácticas conscientes. El bienestar holístico enfatiza la integración del bienestar físico, mental y emocional, y las hierbas chinas complementan esta integración. Por ejemplo, una fórmula diseñada para abordar el estrés y promover la relajación puede complementar las prácticas de atención plena como la meditación o el yoga, creando un enfoque sinérgico para el bienestar holístico.

Las propiedades adaptógenas de muchas hierbas chinas contribuyen a su eficacia para promover la resiliencia y la adaptabilidad frente a los factores estresantes. Los adaptógenos ayudan al cuerpo a responder de manera más efectiva a los factores estresantes físicos, emocionales o ambientales. Las hierbas como el ginseng, la rodiola y el astrágalo son famosas por sus propiedades adaptógenas, que ayudan al cuerpo a mantener el equilibrio en momentos de mayor demanda. Al integrar estas hierbas en una rutina de bienestar holístico, las personas pueden mejorar su capacidad para navegar por los desafíos de la vida moderna al tiempo que fomentan un estado de bienestar general.

La salud digestiva es otro aspecto crucial de la integración de las hierbas chinas en el bienestar holístico. La medicina tradicional china reconoce la importancia de un sistema digestivo que funcione bien para mantener la salud en general, y se seleccionan varias hierbas para apoyar la digestión, la absorción y la eliminación. Para las personas que buscan optimizar su bienestar digestivo, las fórmulas a base de hierbas pueden incluir ingredientes como espino, atractylodes y regaliz, adaptados a sus patrones digestivos específicos identificados a través de los métodos de diagnóstico de la medicina tradicional china.

La integración de las hierbas chinas en el bienestar holístico se extiende al apoyo inmunológico, un área de creciente importancia en la sociedad actual consciente de la salud. Las hierbas como el astrágalo, el hongo Reishi y la Schisandra son valoradas por sus propiedades inmunomoduladoras, lo que ayuda al cuerpo a mantener una defensa sólida contra patógenos externos. Este enfoque proactivo se alinea con la filosofía de bienestar holístico de prevenir enfermedades y promover la resiliencia general en lugar de reaccionar a los síntomas.

Además, las hierbas chinas a menudo se incluyen en los regímenes de belleza y cuidado de la piel, ya que abordan los desequilibrios que pueden manifestarse en la apariencia de la piel. Las hierbas como Dang Gui y Schisandra son conocidas por sus propiedades nutritivas para la sangre, promoviendo una tez radiante y apoyando la salud general de la piel. Este enfoque integrador reconoce la conexión entre el equilibrio interno y las manifestaciones externas, reconociendo que la verdadera belleza surge de un estado armonioso de salud.

La calidad y la autenticidad son primordiales para integrar las hierbas chinas en una rutina de bienestar holístico. Se alienta a las personas a obtener hierbas de proveedores acreditados y consultar con profesionales calificados para garantizar la pureza y potencia de las hierbas que incorporan a su rutina. Este compromiso con la calidad se alinea con los principios más amplios del bienestar holístico, enfatizando un enfoque consciente y atento para el autocuidado.

En conclusión, la integración de hierbas chinas en una rutina de bienestar holístico encarna un enfoque sinérgico e integrador de la salud. Basada en los principios de la medicina tradicional china, esta integración tiene en cuenta la constitución del paciente, trata los desequilibrios en su origen y promueve la salud general. Las hierbas chinas son versátiles y adaptables, lo que las convierte en una buena opción dentro del marco más amplio del bienestar holístico, que incluye opciones dietéticas, prácticas conscientes y consideraciones de estilo de vida. Las hierbas chinas se pueden utilizar para diversos fines, como el apoyo al sistema inmunológico, el alivio del estrés, la salud digestiva y el cuidado de la piel. Este enfoque holístico reconoce la interdependencia de la salud mental, emocional y física. La inclusión de hierbas chinas en un régimen de bienestar integral encarna una sabiduría milenaria que sigue siendo relevante en la búsqueda de una salud y vitalidad óptimas.

Colaboración con profesionales de la medicina china

La colaboración con los profesionales de la medicina china representa un enfoque sinérgico e integrador de la atención médica que se basa en la sabiduría antigua de la medicina tradicional china (MTC) y en el marco más amplio de las prácticas médicas modernas. Los profesionales de la medicina china, a menudo capacitados en disciplinas como la acupuntura, la medicina herbal y el diagnóstico de la medicina tradicional china, aportan una perspectiva única a la atención médica holística. La colaboración entre la medicina occidental y la medicina china reconoce las fortalezas de ambas tradiciones, fomentando una comprensión más completa de la salud y el bienestar.

Una de las áreas críticas de colaboración involucra el diagnóstico de la medicina tradicional china, que incluye el diagnóstico de la lengua, la lectura del pulso y las evaluaciones observacionales. Mientras que la medicina occidental hace hincapié en las pruebas de laboratorio y los estudios de imagen, los diagnósticos de la medicina tradicional china ofrecen un enfoque complementario al proporcionar información sobre los patrones de desarmonía, la constitución y el estado de salud general del cuerpo. Los esfuerzos de colaboración entre los profesionales de la salud occidentales y los profesionales de la medicina china permiten una comprensión más matizada y holística del paciente, lo que facilita intervenciones personalizadas y específicas.

Uno de los pilares de la medicina china, la acupuntura, se incluye con frecuencia en los modelos de atención médica basados en equipos. Se dice que al insertar pequeñas agujas en puntos particulares de acupuntura, se puede regular el flujo de Qi (energía vital) y se mejora el equilibrio del cuerpo. La acupuntura se puede usar con terapias tradicionales para reducir el estrés, controlar el dolor o brindar atención de apoyo durante procedimientos médicos específicos. Juntos, los profesionales de la medicina occidental y china brindan un enfoque más integral para la atención al paciente al abordar los desequilibrios fundamentales y el alivio de los síntomas.

Otro componente esencial de la medicina tradicional china es la medicina herbal, que proporciona una amplia gama de tratamientos naturales elaborados a partir de plantas, minerales y productos animales. Trabajar con los profesionales de la medicina china permite la integración de los remedios herbales en el plan de atención de un paciente, teniendo en cuenta sus patrones de desarmonía y constitución. Por ejemplo, un enfoque cooperativo que combine procedimientos médicos occidentales y fórmulas herbales chinas diseñadas para abordar los efectos secundarios, fortalecer la función inmunológica y mejorar el bienestar general puede beneficiar a los pacientes con terapia oncológica.

Las iniciativas de colaboración en la salud de la mujer suelen combinar los puntos de vista de la medicina tradicional china con las técnicas ginecológicas occidentales. La medicina china tiene una larga historia en el tratamiento de los síntomas de la menopausia, la menstruación irregular y los problemas de fertilidad en las mujeres. Los puntos de vista de la medicina china se pueden incorporar a un plan de tratamiento exhaustivo trabajando con profesionales médicos occidentales. Esto proporciona un enfoque holístico de la atención médica de la mujer, incluidos los componentes físicos y energéticos.

El bienestar psicológico es otra área en la que la colaboración entre los profesionales de la medicina occidental y china es cada vez más reconocida. La medicina china reconoce la intrincada conexión entre las emociones y la salud física, y prácticas como la acupuntura y la medicina herbal pueden incorporarse para apoyar la salud mental. Los enfoques colaborativos pueden implicar la combinación de la psicoterapia con la acupuntura para la reducción del estrés y el manejo de la ansiedad o como una intervención complementaria en el tratamiento de los trastornos del estado de ánimo.

La integración de la medicina tradicional china en la atención oncológica de apoyo es un ejemplo notable de colaboración exitosa. Además de la quimioterapia y la radioterapia, la acupuntura y la medicina herbal se utilizan con frecuencia para tratar los síntomas secundarios como el dolor, el agotamiento y las náuseas. La medicina china trata a los pacientes de manera integral, promoviendo no solo los síntomas físicos sino también la salud mental y energética del paciente. La colaboración para tratar el cáncer demuestra el potencial de un enfoque integral y centrado en el paciente que capitaliza las fortalezas de ambas especialidades médicas.

Si bien la colaboración entre los profesionales de la medicina occidental y china ofrece numerosos beneficios, la comunicación efectiva y el respeto mutuo son esenciales para una atención integral exitosa. La toma de decisiones compartida, en la que ambos profesionales aportan su experiencia y conocimientos, garantiza que los pacientes reciban un enfoque completo y personalizado de su atención sanitaria. Las iniciativas educativas que fomentan el entendimiento entre los profesionales de diferentes tradiciones contribuyen a un entorno de colaboración en el que se valoran las perspectivas diversas.

La colaboración entre los profesionales de la medicina occidental y china se ha mostrado prometedora en el tratamiento del dolor crónico. Trabajar con especialistas médicos occidentales permite que la acupuntura se incorpore a los regímenes de manejo del dolor. La combinación de la acupuntura con métodos tradicionales como la fisioterapia y la medicina puede conducir a un mejor manejo del dolor y a una mayor función del paciente.

A nivel mundial, la medicina tradicional china es cada vez más aceptada e integrada en los sistemas de salud convencionales. A veces, los departamentos de medicina integrativa han sido desarrollados por hospitales y otras instalaciones médicas, reuniendo a profesionales de diversos orígenes, como la medicina occidental y china. Este enfoque colaborativo reconoce la importancia tanto de los principios holísticos de la medicina tradicional china como de las prácticas basadas en la evidencia de la medicina occidental, al tiempo que brinda a los pacientes diversas opciones terapéuticas.

En conclusión, la colaboración con los profesionales de la medicina china representa un enfoque dinámico e inclusivo de la atención médica que combina las fortalezas de la medicina tradicional china con los avances de la medicina occidental. La sinergia entre estas dos tradiciones médicas mejora las opciones de tratamiento y contribuye a una comprensión más amplia de la salud que abarca los aspectos físicos y energéticos del individuo. A medida que la colaboración continúa evolucionando, tiene el potencial de dar forma a un futuro en el que diversas tradiciones médicas trabajen juntas de forma sinérgica en beneficio de la atención centrada en el paciente.

Estudios de casos que ilustran tratamientos herbales exitosos

Los estudios de caso sirven como narrativas convincentes que ilustran la aplicación exitosa de tratamientos a base de hierbas dentro de la medicina tradicional china (MTC). Estos ejemplos de la vida real muestran la eficacia de la medicina herbal china para abordar una amplia gama de problemas de salud, proporcionando información sobre el proceso de diagnóstico, las estrategias de tratamiento y los resultados positivos para los pacientes.

En un caso que involucró a una mujer de mediana edad que experimentaba fatiga crónica e insomnio, los métodos de diagnóstico de la medicina tradicional china desempeñaron un papel fundamental en la orientación de tratamientos herbales exitosos. El practicante realizó una evaluación exhaustiva, que incluyó el diagnóstico de la lengua y la lectura del pulso, revelando signos de deficiencia de Qi y estancamiento de la sangre. La fórmula herbal prescrita incluía Ginseng para tonificar el Qi y Dong Quai para vigorizar la circulación sanguínea. Después de varias semanas de tratamiento a base de hierbas, el paciente informó mejoras significativas en los niveles de energía y la calidad del sueño, lo que demuestra la eficacia de abordar los desequilibrios subyacentes identificados a través de los diagnósticos de MTC.

Otro caso ilustrativo es el de un hombre de mediana edad que sufre de migrañas recurrentes y problemas digestivos. Los métodos de diagnóstico de la medicina tradicional china, incluido el diagnóstico de la lengua, revelaron signos de estancamiento y humedad del Qi hepático que afectaban al sistema digestivo. El plan de tratamiento a base de hierbas incorporó Chai Hu para calmar el Qi del hígado y Hou Po para resolver la humedad.

En el contexto de la salud de la mujer, un estudio de caso que involucra a una mujer con ciclos menstruales irregulares y problemas de fertilidad muestra la eficacia de los tratamientos herbales chinos. Los diagnósticos de MTC identificaron patrones de deficiencia sanguínea y estancamiento del Qi hepático. La fórmula herbal prescrita incluía hierbas como Dang Gui para nutrir la sangre y Bupleurum para calmar el Qi del hígado. Después de varios meses de tratamiento a base de hierbas, la paciente experimentó ciclos menstruales regulares y concibió con éxito, lo que subraya el papel de las hierbas chinas en la promoción de la salud reproductiva.

Un caso de afecciones inflamatorias de la piel, como el eczema o la psoriasis, proporciona información sobre la integración exitosa de los tratamientos a base de hierbas. El diagnóstico de la medicina tradicional china, incluido el diagnóstico de la lengua y la evaluación de la constitución general del paciente, reveló patrones de calor y humedad en el cuerpo. La fórmula herbal incorporaba hierbas con propiedades refrescantes y desintoxicantes, como Huang Qin y Zi Cao. Con el tiempo, el paciente observó una reducción significativa en la inflamación e irritación de la piel, lo que enfatiza la capacidad de las hierbas chinas para tratar las afecciones de la piel al atacar los desequilibrios subyacentes.

Un estudio de caso notable involucra el manejo exitoso del estrés y la ansiedad utilizando la medicina herbal china: un joven profesional presentó síntomas de estrés excesivo, palpitaciones e insomnio. Los diagnósticos de MTC identificaron patrones de estancamiento del Qi hepático y deficiencia de Yin cardíaco. La fórmula a base de hierbas incluía Bai Shao para nutrir la sangre del hígado y Suan Zao Ren para calmar el Shen (espíritu). El paciente informó de una notable reducción de los niveles de estrés y una mejora de la calidad del sueño, lo que pone de manifiesto la eficacia de los tratamientos a base de hierbas chinas para abordar el bienestar emocional.

En el contexto de la salud digestiva, un estudio de caso con un paciente con síndrome del intestino irritable (SII) ejemplifica los beneficios de los tratamientos a base de hierbas. El diagnóstico de la MTC reveló patrones de deficiencia de bazo y humedad en el sistema digestivo. La fórmula herbal incorporaba hierbas como Chen Pi para regular el Qi y el Bai Zhu y fortalecer el bazo. El paciente informó una reducción significativa en los síntomas del SII, incluida la hinchazón y los movimientos intestinales irregulares, lo que demuestra el enfoque específico de la medicina herbal china para abordar los desequilibrios digestivos.

Además, los casos que involucran condiciones de dolor crónico ilustran la integración exitosa de la acupuntura y los tratamientos herbales chinos. Un paciente con dolor lumbar persistente se sometió a un enfoque colaborativo, combinando sesiones de acupuntura con fórmulas a base de hierbas adaptadas para abordar los patrones de deficiencia renal y estancamiento de Qi.

En conclusión, estos estudios de caso proporcionan evidencia convincente de la aplicación exitosa de los tratamientos a base de hierbas chinas en diversas condiciones de salud. El enfoque holístico de la medicina tradicional china, guiado por métodos de diagnóstico exhaustivos, permite a los profesionales adaptar las fórmulas a base de hierbas a los patrones únicos de desarmonía de cada individuo. Los resultados positivos observados en estos casos subrayan la versatilidad y eficacia de la medicina herbal china en la promoción de la salud y el bienestar. Como demuestran estas narrativas, la integración de los tratamientos herbales chinos en los planes de atención al paciente contribuye a un enfoque más integral y personalizado de la atención médica.

CAPÍTULO VII

Medicina herbal para las dolencias modernas

Abordar problemas de salud comunes con hierbas chinas

El uso de hierbas chinas para tratar problemas de salud comunes incorpora la sabiduría milenaria de la medicina tradicional china (MTC), proporcionando un enfoque personalizado y completo para el bienestar. Un problema de salud prevalente que las hierbas chinas abordan de manera efectiva es el estrés y la ansiedad. Hierbas como Bai Shao (peonía blanca) y Suan Zao Ren (semilla de azufaifo agrio) se usan comúnmente para nutrir el hígado, calmar el estancamiento del Qi del hígado y calmar el Shen (espíritu). Esta combinación aborda los desequilibrios energéticos asociados con el estrés, promoviendo la resiliencia emocional y una sensación de calma. Al considerar la interconexión del cuerpo y la mente, las hierbas chinas proporcionan una vía única para controlar el estrés más allá de la supresión de los síntomas.

Los problemas digestivos, como la hinchazón, la indigestión y los movimientos intestinales irregulares, se abordan con frecuencia con tratamientos a base de hierbas chinas. Hierbas como Chen Pi (cáscara de mandarina) y Bai Zhu (atractilodes blancos) se emplean para regular el Qi, fortalecer el bazo y resolver la humedad en el sistema digestivo. Este enfoque integral considera la interacción dinámica de la energía del cuerpo y el impacto en la función digestiva. Las hierbas chinas mejoran la salud gastrointestinal y el bienestar general al restaurar la armonía del sistema digestivo.

Las hierbas chinas se utilizan ampliamente en la salud de las mujeres para tratar las irregularidades menstruales, los problemas de fertilidad y los síntomas de la menopausia. Hierbas como Dang Gui (raíz de angélica china) son famosas por nutrir la sangre y regular el ciclo menstrual. Para el apoyo a la fertilidad, las formulaciones a base de hierbas pueden incluir ingredientes como Shu Di Huang (Rehmannia) y Gui Ban (caparazón de tortuga), dirigidos a los aspectos Yin y Yang de la salud reproductiva. Durante la menopausia, hierbas como Huang Qi (astrágalo) y Sheng Mai San se emplean para tonificar y nutrir el Yin, aliviando síntomas como los sofocos y los cambios de humor. El enfoque holístico de las hierbas chinas para la salud de la mujer reconoce la naturaleza cíclica del cuerpo femenino y tiene como objetivo restaurar el equilibrio para apoyar el bienestar reproductivo general.

Las hierbas chinas también son cruciales para tratar enfermedades inflamatorias de la piel como la psoriasis y el eczema. Las hierbas con propiedades refrescantes y desintoxicantes, como Huang Qin (Scutellaria) y Zi Cao (Lithospermum), se combinan para tratar los patrones de calor y humedad en el cuerpo. Este enfoque específico alivia la inflamación de la piel y tiene como objetivo resolver los desequilibrios subyacentes que contribuyen a estas afecciones. Al abordar tanto las causas sintomáticas como las de raíz, las hierbas chinas brindan una solución holística para las personas que luchan con problemas relacionados con la piel.

En la salud respiratoria, las hierbas chinas abordan problemas comunes como la tos, los resfriados y las alergias. Hierbas como Ma Huang (efedra) y Zi Wan (raíz de aster púrpura) se utilizan para dispersar el viento frío o el viento caliente, aliviando los síntomas respiratorios. Estas hierbas también tienen como objetivo apoyar la respuesta inmune del cuerpo y fortalecer el sistema respiratorio. La adaptabilidad de las formulaciones herbales chinas permite a los profesionales adaptar los tratamientos en función de la naturaleza específica de los problemas respiratorios, proporcionando un enfoque personalizado y práctico de la salud respiratoria.

Las hierbas de la farmacopea china se utilizan con frecuencia para controlar las condiciones de dolor crónico. Por ejemplo, las fórmulas que contienen hierbas como Yan Hu Suo (Corydalis Yanhusuo) y Wei Ling Xian (Raíz de clemátide) están diseñadas para vigorizar la circulación sanguínea, disipar la estasis y aliviar el dolor. Ya sea que el dolor esté asociado con problemas musculoesqueléticos o afecciones crónicas, las hierbas chinas brindan un enfoque holístico y específico para el manejo del dolor. Esta estrategia integral no solo aborda los síntomas del dolor, sino que también trabaja para restaurar el equilibrio dentro del cuerpo para prevenir la recurrencia de las molestias.

Las hierbas como los atraylores blancos (Bai Zhu) y el pachulí (Huo Xiang) equilibran el Qi, equilibran el estómago y alivian la humedad. Las hierbas chinas proporcionan un enfoque integral e individualizado de la salud gastrointestinal al abordar los patrones subyacentes de falta de armonía. La adaptabilidad de las formulaciones a base de hierbas permite personalizar las terapias de acuerdo con los patrones únicos observados en cada individuo, lo que mejora la eficacia de estas intervenciones.

La salud cardiovascular es otra área en la que las hierbas chinas desempeñan un papel de apoyo. Hierbas como Dan Shen (Salvia) y Shan Zha (Espino) se emplean comúnmente para vigorizar la circulación sanguínea, regular el Qi y apoyar la función cardiovascular. Este enfoque aborda problemas cardiovasculares específicos y considera el equilibrio energético más amplio dentro del cuerpo. Al promover una circulación óptima y abordar los desequilibrios subyacentes, las hierbas chinas contribuyen de manera integral al bienestar cardiovascular.

Se sabe que el sistema inmunológico se beneficia de la terapia herbal china, especialmente durante los cambios estacionales o la exposición a infecciones. Las hierbas que tonifican el Qi y fortalecen la energía de defensa del cuerpo incluyen Huang Qi (astrágalo) y Bai Zhu (Atractylodes blancos). Esta estrategia proactiva está en línea con las creencias de la medicina tradicional china, que enfatizan fuertemente la necesidad de mantener el sistema inmunológico fuerte para defenderse de las enfermedades. Las personas pueden adoptar un enfoque preventivo y holístico de su salud incorporando hierbas de apoyo inmunológico en las rutinas de bienestar.

Además, las hierbas chinas se integran comúnmente en las estrategias de control de peso. Hierbas como He Ye (hoja de loto) y Fu Ling (Poria) regulan la digestión, promueven la eliminación de la humedad y apoyan la función metabólica. Estas hierbas trabajan en sinergia para abordar los aspectos físicos y energéticos del control de peso, contribuyendo a un enfoque holístico que considera la constitución y los desequilibrios individuales.

En conclusión, abordar los problemas de salud comunes con hierbas chinas representa un enfoque holístico y personalizado para el bienestar. La versatilidad de las formulaciones herbales chinas permite a los profesionales adaptar los tratamientos en función de los patrones individuales de falta de armonía, lo que contribuye a la eficacia de estas intervenciones. Al considerar la interconexión de la energía del cuerpo, las hierbas chinas ofrecen soluciones más allá del manejo de los síntomas, con el objetivo de restaurar el equilibrio y promover la salud en general. A medida que las personas buscan cada vez más enfoques holísticos e integradores de la salud, la medicina herbal china desempeña un papel valioso e influyente en el tratamiento de muchos problemas de salud comunes.

Estrés, insomnio, problemas digestivos y más

El estrés, el insomnio, los problemas digestivos y muchos otros problemas de salud se abordan comúnmente a través del enfoque holístico y personalizado de la medicina tradicional china (MTC), aprovechando las diversas propiedades terapéuticas de las hierbas chinas. El estrés, a menudo considerado una epidemia moderna, encuentra una solución matizada en los principios de la medicina tradicional china. Las hierbas chinas como Bai Shao (peonía blanca) y Suan Zao Ren (semilla de azufaifo agrio) se emplean para nutrir el hígado, calmar el estancamiento del Qi del hígado y calmar el Shen (espíritu). Al abordar los desequilibrios energéticos asociados con el estrés, estas hierbas brindan alivio sintomático y trabajan para restaurar la resiliencia emocional y una sensación de calma, enfatizando la interconexión del bienestar emocional y físico.

El insomnio, una preocupación frecuente en nuestra sociedad acelerada, se aborda de manera efectiva con tratamientos a base de hierbas chinas que se enfocan en reequilibrar las energías internas del cuerpo. Hierbas como Huang Lian (Coptis) y Wu Wei Zi (Schisandra) regulan el corazón y el hígado, abordando los patrones de desarmonía del Yin y el Yang. Este enfoque integral reconoce el papel del corazón en la regulación del sueño y la importancia de calmar la mente para un sueño reparador. Las fórmulas herbales chinas para el insomnio se adaptan a patrones individuales, teniendo en cuenta factores como el exceso o la deficiencia, lo que demuestra aún más la adaptabilidad de la medicina tradicional china para proporcionar soluciones personalizadas para los trastornos del sueño.

Los problemas digestivos, que abarcan problemas como la hinchazón, la indigestión y los movimientos intestinales irregulares, se manejan de manera efectiva a través de la lente holística de la medicina tradicional china. Las formulaciones a base de hierbas como Bao He Wan, que contienen hierbas como Shen Qu (Massa Fermentata) y Lai Fu Zi (semilla de rábano), tienen como objetivo regular el Qi, armonizar el estómago y resolver la humedad. Este método enfatiza la importancia de tratar los patrones subyacentes de desarmonía en el sistema digestivo y los síntomas, reconociendo la compleja relación entre el estómago y el bazo. Las hierbas chinas mejoran el bienestar general y la salud gastrointestinal al restablecer el equilibrio.

Los problemas de salud de las mujeres, que van desde las irregularidades menstruales hasta los problemas de fertilidad y los síntomas de la menopausia, encuentran un aliado de apoyo en la medicina herbal china. Las hierbas como Dang Gui (raíz de angélica china) son veneradas por su capacidad para nutrir la sangre y regular el ciclo menstrual. Para el apoyo a la fertilidad, las formulaciones pueden incluir ingredientes como Shu Di Huang (Rehmannia) y Gui Ban (caparazón de tortuga), que abordan los aspectos Yin y Yang de la salud reproductiva. El enfoque holístico de la medicina herbal china para la salud de la mujer reconoce la naturaleza cíclica del cuerpo femenino y ofrece tratamientos completos e individualizados para diferentes fases de la vida.

La terapia herbal china utiliza una estrategia personalizada para tratar los trastornos inflamatorios de la piel, como la psoriasis y el eccema. Para abordar los patrones de calor y humedad en el cuerpo, se mezclan hierbas con cualidades refrescantes y desintoxicantes, como Huang Qin (Scutellaria) y Zi Cao (Lithospermum). Las hierbas chinas remedian completamente a las personas con afecciones inflamatorias de la piel al abordar los síntomas y las causas subyacentes. Este enfoque holístico reduce la inflamación de la piel y aborda los desequilibrios subyacentes que causan estas afecciones.

Los problemas de salud respiratoria, como la tos, los resfriados y las alergias, se controlan eficazmente a través de formulaciones de hierbas chinas que tienen como objetivo dispersar el viento-frío o el viento-calor. Hierbas como Ma Huang (efedra) y Zi Wan (raíz de aster púrpura) tratan los síntomas respiratorios y apoyan la función inmunológica. La adaptabilidad de los tratamientos a base de hierbas chinas permite enfoques personalizados basados en la naturaleza específica de los problemas respiratorios, lo que contribuye a intervenciones efectivas y personalizadas para las personas que buscan apoyo para la salud respiratoria.

Las condiciones de dolor crónico, un desafío generalizado para muchas personas, se abordan con el enfoque integrador de la acupuntura y la medicina herbal china. Las formulaciones a base de hierbas que contienen Yan Hu Suo (Corydalis Yanhusuo) y Wei Ling Xian (raíz de clemátide) están diseñadas para vigorizar la circulación sanguínea, disipar la estasis y aliviar el dolor. Ya sea que el dolor esté asociado con problemas musculoesqueléticos o afecciones crónicas, la combinación de acupuntura y medicina herbal proporciona un enfoque holístico y específico para el manejo del dolor. Esta estrategia integral no solo aborda los síntomas del dolor, sino que también trabaja para restaurar el equilibrio dentro del cuerpo para prevenir la recurrencia de las molestias.

La terapia herbal china trata eficazmente los problemas gastrointestinales, desde la gastritis hasta el síndrome del intestino irritable (SII), abordando la humedad y regulando el Qi. Las hierbas que equilibran el estómago y controlan la digestión incluyen Huo Xiang (pachulí) y Bai Zhu (atatractylodes blancos). Las hierbas chinas proporcionan un enfoque integral e individualizado de la salud gastrointestinal al abordar los patrones subyacentes de falta de armonía. La versatilidad de las formulaciones herbales permite personalizar los tratamientos de acuerdo con patrones particulares observados en cada paciente, lo que aumenta la eficacia de estas intervenciones.

La salud cardiovascular es uno de los aspectos más importantes de la salud general, y las hierbas chinas pueden ayudar a mantener una buena función cardíaca. Las hierbas utilizadas para promover la salud cardiovascular, regular el Qi y energizar la circulación sanguínea incluyen Dan Shen (Salvia) y Shan Zha (Espino). Esta técnica tiene en cuenta el equilibrio energético general del cuerpo al tiempo que aborda problemas cardiovasculares específicos. Las hierbas chinas apoyan la salud cardiovascular corrigiendo los desequilibrios subyacentes y fomentando una circulación saludable.

Un componente clave de la atención médica preventiva es el apoyo inmunológico, por lo que las hierbas chinas a menudo se incluyen en los regímenes de bienestar. Las hierbas que tonifican el Qi y fortalecen la energía de defensa del cuerpo incluyen Huang Qi (astrágalo) y Bai Zhu (Atractylodes blancos). Esta estrategia proactiva está en línea con las creencias de la medicina tradicional china, que enfatizan fuertemente la necesidad de mantener el sistema inmunológico fuerte para defenderse de las enfermedades. Las personas pueden adoptar un enfoque preventivo e integral de su salud al incluir hierbas inmunoestimulantes en las prácticas diarias.

Las hierbas chinas son parte de soluciones completas que abordan los componentes físicos y energéticos del control de peso, que es un tema complejo. Las hierbas que mejoran la actividad metabólica, fomentan la eliminación de humedad y regulan la digestión incluyen He Ye (hoja de loto) y Fu Ling (Poria). Juntas, estas hierbas pueden ayudar tanto con los elementos físicos del control del peso como con cualquier desequilibrio energético subyacente que pueda estar causando problemas con el peso. Las formulaciones herbales chinas son altamente personalizables, lo que permite métodos personalizados basados en constituciones y desequilibrios únicos.

En conclusión, el estrés, el insomnio, los problemas digestivos y otros problemas de salud encuentran soluciones efectivas y holísticas a través de las diversas propiedades terapéuticas de las hierbas chinas. La naturaleza personalizada y adaptable de la medicina tradicional china permite intervenciones específicas que abordan los síntomas y los patrones subyacentes de falta de armonía dentro del cuerpo. A medida que las personas buscan cada vez más enfoques holísticos e integradores de la salud, la medicina herbal china sigue siendo una modalidad valiosa e influyente que enfatiza la interconexión del bienestar físico, emocional y energético.

La naturaleza adaptógena de muchas hierbas chinas

La naturaleza adaptógena de muchas hierbas chinas representa una piedra angular de la medicina tradicional china (MTC), que encarna la filosofía de promover la resistencia y el equilibrio dentro del cuerpo. Los adaptógenos ayudan al cuerpo a adaptarse a los factores estresantes y a mantener la homeostasis, favoreciendo el bienestar general. En la medicina herbal china, numerosas hierbas son reconocidas por sus propiedades adaptógenas, proporcionando un enfoque holístico de la salud que aborda la interacción dinámica de factores internos y externos.

El ginseng, una de las hierbas adaptógenas más reconocidas en la medicina china, ejemplifica el concepto de adaptabilidad. Famoso por su capacidad para tonificar el Qi (energía vital) y nutrir los meridianos del bazo y los pulmones, el ginseng se prescribe a menudo para mejorar la resistencia física y mental, combatir la fatiga y promover la vitalidad general. Su naturaleza adaptógena le permite modular la respuesta del cuerpo al estrés, apoyando la producción de energía durante los períodos de mayor demanda y promoviendo una sensación de calma durante el estrés emocional.

Otro adaptógeno muy conocido en la medicina herbal china, la Rhodiola, se ha hecho famosa por su capacidad para aumentar la resistencia a diversos factores estresantes. La rodiola se usa con frecuencia para mejorar la salud cardiovascular y aumentar la resistencia debido a sus efectos adaptógenos en el sistema circulatorio. Se cree que esta hierba adaptógena influye en la liberación de hormonas del estrés y favorece un estado fisiológico equilibrado, modulando la respuesta del cuerpo al estrés. La Rhodiola contribuye a las cualidades adaptógenas de la MTC regulando el Qi y reforzando los riñones.

El astrágalo, un alimento básico en las formulaciones herbales chinas, es valorado por sus efectos inmunomoduladores y adaptógenos. Esta hierba se utiliza tradicionalmente para tonificar el Qi, especialmente en casos de fatiga crónica e inmunodeficiencia. La naturaleza adaptógena del astrágalo mejora la capacidad del cuerpo para resistir patógenos externos y hacer frente a los factores estresantes ambientales. Al apoyar la vitalidad general del cuerpo, el astrágalo ejemplifica los principios adaptógenos de la medicina tradicional china que se centran en la prevención de enfermedades y el mantenimiento del equilibrio.

En la medicina china, la baya de Schisandra es reconocida por su combinación única de cinco sabores: dulce, ácido, salado, amargo y picante, y sus propiedades adaptógenas. Esta hierba apoya la adaptación del cuerpo al estrés, mejora la claridad mental y aumenta la resistencia física. Schisandra se utiliza a menudo para tonificar los riñones y el hígado, contribuyendo a sus efectos adaptógenos sobre el bienestar físico y emocional.

La albahaca sagrada, conocida como Tulsi en la medicina ayurvédica y considerada un adaptógeno en la medicina tradicional china, es venerada por su capacidad para equilibrar la respuesta del cuerpo al estrés. Se dice que la albahaca sagrada reduce el cortisol, alivia los síntomas del estrés y fomenta la serenidad. Sus efectos adaptógenos sobre la salud respiratoria y digestiva se atribuyen a su frecuente asociación con los meridianos de los pulmones y el bazo en la medicina tradicional china.

Muchas hierbas chinas tienen propiedades adaptógenas consistentes con los principios holísticos de la medicina tradicional china, que enfatizan la interdependencia de los diferentes sistemas de órganos y la importancia de preservar la homeostasis dentro del cuerpo. Las hierbas con un sabor dulce, como la raíz de regaliz, son apreciadas por su capacidad para equilibrar varios meridianos y sistemas de órganos. En las fórmulas a base de hierbas, el regaliz se agrega con frecuencia para equilibrar los efectos de otras hierbas, mejorar su eficacia y reducir sus acciones.

En el manejo del estrés, las fórmulas herbales chinas a menudo combinan hierbas adaptógenas para abordar la naturaleza multifacética del estrés. Por ejemplo, una fórmula puede incluir ginseng para aumentar la energía y la resistencia, rhodiola para mejorar la resistencia y schisandra para apoyar la claridad mental. Este enfoque sinérgico refleja los principios adaptógenos de la medicina tradicional china, con el objetivo de aliviar los síntomas y mejorar la capacidad general del cuerpo para adaptarse y mantener el equilibrio.

La naturaleza adaptógena de las hierbas chinas también es evidente en su aplicación para apoyar al cuerpo durante tiempos de cambio, como las transiciones estacionales. Las fórmulas a base de hierbas diseñadas para el bienestar estacional a menudo incluyen adaptógenos como el astrágalo para fortalecer el sistema inmunológico y mejorar la capacidad del cuerpo para adaptarse a los factores estresantes estacionales. Esta estrategia preventiva enfatiza la necesidad de preservar el equilibrio para defenderse de la enfermedad y promover el buen bienestar, lo cual es consistente con las ideas centrales de la medicina tradicional china.

Además, las hierbas adaptógenas se integran con frecuencia en formulaciones dirigidas a sistemas de órganos específicos. Por ejemplo, hierbas como el hongo Reishi, venerado como el "hongo de la inmortalidad", son conocidas por sus efectos adaptógenos en el sistema inmunológico y el hígado. Se cree que el reishi modula la respuesta inmunitaria, reduce la inflamación y promueve la desintoxicación del hígado. Este enfoque adaptogénico se alinea con la perspectiva holística de la medicina tradicional china, reconociendo la interconexión de los diferentes sistemas de órganos en el mantenimiento de la salud general.

En conclusión, las ideas fundamentales de la medicina tradicional china se reflejan en las propiedades adaptógenas de numerosas hierbas chinas, que destacan la capacidad del cuerpo para adaptarse a los estímulos y preservar el equilibrio. Las hierbas reconocidas por sus cualidades adaptógenas incluyen ginseng, rodiola, astrágalo, schizandra, albahaca sagrada, regaliz y hongos reishi. Estos adaptógenos se incorporan en formulaciones herbales holísticas que tienen en cuenta la constitución del individuo y apoyan el bienestar total, ya sea que se centren en el apoyo inmunológico, el manejo del estrés o el agotamiento. Las hierbas chinas siguen siendo un excelente recurso para desarrollar la resiliencia, la energía y el equilibrio en el cuerpo, ya que las personas están cada vez más interesadas en los enfoques holísticos de la salud.

CAPÍTULO VIII

El Arte de la Curación a Base de Hierbas

La conexión entre la mente, el cuerpo y las hierbas

Este sistema holístico reconoce la intrincada interacción entre los aspectos mentales, emocionales y físicos del bienestar. En la medicina tradicional china, la mente y el cuerpo se ven como interconectados, cada uno influyendo en el otro en una danza dinámica de energía y vitalidad. Las hierbas, como componentes esenciales de la medicina tradicional china, desempeñan un papel fundamental en el fomento de esta conexión, ofreciendo beneficios terapéuticos más allá del alivio de los síntomas físicos para abordar las causas fundamentales del desequilibrio.

Un elemento central de la filosofía de la MTC es el concepto de Qi, a menudo traducido como energía vital. El Qi fluye a través de los meridianos, que son vías energéticas que conectan varios sistemas de órganos. La mente, que encarna la conciencia y las emociones, está intrincadamente ligada a este flujo de Qi. Los desequilibrios emocionales, como el estrés, la ansiedad o la tristeza, se consideran interrupciones en la circulación fluida del Qi. Las hierbas se emplean no solo para tratar los síntomas físicos, sino también para regular el flujo de Qi y restaurar la armonía de la mente.

Las hierbas con propiedades adaptógenas ejemplifican la íntima conexión entre la mente y el cuerpo en la medicina tradicional china. Se cree que los adaptógenos, como el ginseng y la rodiola, modulan la respuesta del cuerpo al estrés y promueven el equilibrio o la homeostasis. Al apoyar la capacidad del cuerpo para adaptarse a los factores estresantes, estas hierbas influyen simultáneamente en la mente, fomentando la resiliencia y el bienestar emocional. La naturaleza adaptógena de estas hierbas refleja el enfoque holístico de la medicina tradicional china, reconociendo el vínculo inseparable entre la salud mental y física.

La conexión mente-cuerpo se subraya aún más por el uso de hierbas para tratar afecciones con componentes físicos y emocionales. Las hierbas como la hierba de San Juan, por ejemplo, se utilizan para reducir los síntomas de ansiedad y depresión, ya que la salud mental y física están íntimamente relacionadas. Según la medicina tradicional china, la condición emocional es un reflejo del equilibrio o desequilibrio del sistema energético del cuerpo, y se utilizan medicamentos para tratar ambos.

El concepto de Shen, a menudo traducido como espíritu o conciencia, es fundamental para comprender la conexión entre la mente y el cuerpo en la medicina tradicional china. Las hierbas nutren a Shen para calmar la mente, mejorar la claridad mental y apoyar el bienestar emocional. Por ejemplo, hierbas como Bai Zi Ren (semilla de Arborvitae) y Yuan Zhi (raíz de Polygala) se usan tradicionalmente para calmar el espíritu y promover un sueño reparador. Este enfoque holístico reconoce que una mente tranquila y equilibrada es esencial para la salud y la vitalidad en general.

En el contexto del manejo del estrés, la conexión mente-cuerpo es primordial. El estrés crónico no solo se manifiesta físicamente, sino que también afecta profundamente el bienestar mental y emocional. Debido a sus cualidades adaptógenas, las hierbas como la albahaca sagrada reducen el estrés y fomentan la claridad mental y la serenidad. Estas hierbas proporcionan un enfoque integral para resolver la complicada relación entre el estrés y los problemas de salud psicológica y física asociados con la vida contemporánea.

Las hierbas para mejorar la memoria y la función cognitiva son otro ejemplo del vínculo mente-cuerpo en acción. Las hierbas que nutren la mente, aumentan el flujo sanguíneo al cerebro y mejoran el rendimiento mental incluyen la centella asiática y el ginkgo biloba.

Este método se alinea con el punto de vista de la medicina tradicional china, que reconoce el impacto de la mente en la vitalidad física y ve la salud mental como un componente crucial del bienestar general.

Las hierbas son cruciales para tratar los trastornos del sueño, enfatizando la íntima relación entre la mente y la calidad del sueño. Las hierbas como la raíz de valeriana y la pasiflora se emplean para calmar la mente, aliviar la ansiedad y promover un sueño reparador. La medicina tradicional china reconoce que el sueño es un proceso terapéutico físico y un momento en el que la mente experimenta un rejuvenecimiento esencial. Las hierbas diseñadas para apoyar la conexión mente-cuerpo durante el sueño contribuyen a la vitalidad y el bienestar general.

La conexión mente-cuerpo está profundamente arraigada en los métodos de diagnóstico de la medicina tradicional china, incluido el diagnóstico de la lengua y la lectura del pulso. Estas herramientas de diagnóstico proporcionan información sobre los desequilibrios físicos y el estado de la mente y las emociones. Por ejemplo, una lengua roja con una capa amarilla puede indicar un exceso de calor en el cuerpo, lo que podría estar asociado con emociones intensas como la ira o la frustración. Las hierbas elegidas en función de estos conocimientos diagnósticos tienen como objetivo reequilibrar los aspectos físicos y emocionales, destacando el vínculo inseparable entre la mente y el cuerpo en la medicina tradicional china.

El concepto de los Cinco Elementos en la MTC ilustra aún más la interconexión de la mente, el cuerpo y las hierbas. Cada elemento (Madera, Fuego, Tierra, Metal y Agua) está asociado con órganos, emociones y manifestaciones físicas específicas. Las hierbas se eligen para abordar los desequilibrios dentro de estos elementos, teniendo en cuenta los síntomas físicos y el paisaje emocional. Este enfoque holístico reconoce que restaurar el equilibrio dentro de los Cinco Elementos contribuye a la armonía general de la mente y el cuerpo.

En la medicina tradicional china, las hierbas que afectan al hígado, como el bupleurum y el chai hui, son excelentes ejemplos del vínculo mente-cuerpo. El hígado está relacionado con sentimientos como la rabia y la impaciencia, así como con el movimiento fácil del Qi. Los desequilibrios emocionales y los síntomas físicos pueden ocurrir cuando la función del hígado se ve afectada. La elección de hierbas para apoyar la desintoxicación del hígado considera estos factores interrelacionados, fomentando la salud física y el equilibrio dinámico.

En conclusión, la conexión entre la mente, el cuerpo y las hierbas es fundamental en la medicina tradicional china. Las hierbas son vistas no solo como agentes para aliviar los síntomas, sino como herramientas potentes para nutrir todo el ser, reconociendo el vínculo inseparable entre los aspectos mentales, emocionales y físicos de la salud. El enfoque holístico de la medicina tradicional china, profundamente arraigado en la sabiduría antigua, enfatiza la importancia del equilibrio y la armonía dentro de la mente y el cuerpo, proporcionando un marco integral para promover el bienestar general. A medida que las personas buscan cada vez más enfoques integradores y holísticos de la salud, la profunda conexión entre la mente, el cuerpo y las hierbas sigue siendo un principio rector en la medicina tradicional china.

Cultivar un enfoque consciente de la medicina herbal

Cultivar un enfoque consciente de la medicina herbal es esencial para adoptar la filosofía holística inherente a las prácticas curativas tradicionales. La atención plena, arraigada en la sabiduría antigua y cada vez más reconocida en la medicina integrativa moderna, implica una conciencia consciente y enfocada del momento presente. En el contexto de la medicina herbal, la atención plena se extiende más allá de las propiedades físicas de las hierbas para abarcar una comprensión profunda de sus cualidades energéticas, las necesidades únicas de los individuos y la interacción dinámica entre la mente y el cuerpo.

En el corazón de un enfoque consciente de la medicina herbal está el reconocimiento de que las hierbas no son solo sustancias aisladas con efectos específicos, sino expresiones complejas de la sabiduría de la naturaleza. Cada hierba encarna sabores, energías y afinidades únicas para diferentes sistemas de órganos. Se anima tanto a los profesionales como a las personas a acercarse a la medicina herbal con reverencia y aprecio por la inteligencia inherente a los remedios botánicos. Al cultivar la atención plena, uno puede establecer una integración más profunda y armoniosa de la medicina herbal en la vida diaria y una conexión más fuerte con los poderes curativos de las hierbas.

La atención plena en la medicina herbal implica una observación aguda de las señales del cuerpo, una conciencia de las constituciones individuales y un reconocimiento de la interconexión del bienestar físico, mental y emocional. Por ejemplo, al seleccionar hierbas para abordar un problema de salud específico, un enfoque consciente considera los síntomas y los patrones subyacentes de desequilibrio dentro del cuerpo. Esta comprensión matizada permite personalizar las formulaciones a base de hierbas adaptadas a la constitución única y los objetivos de salud de un individuo.

La atención plena también juega un papel crucial en la preparación y el consumo de remedios a base de hierbas. Ya sea preparando una taza de té de hierbas o preparando una tintura, interactuar con las hierbas se convierte en una práctica meditativa. Esta preparación consciente fomenta una conexión más profunda con el proceso de curación y anima a las personas a estar presentes en el ritual de tomar hierbas. Tal conciencia se extiende a la experiencia sensorial, el sabor, el aroma y la textura del remedio a base de hierbas, creando un compromiso holístico más allá de las propiedades medicinales por sí solas.

En la exploración consciente de la energía herbal, las personas se sintonizan con el equilibrio dentro del cuerpo. La medicina tradicional china, por ejemplo, clasifica las hierbas en función de sus propiedades energéticas, como el calentamiento o el enfriamiento, y sus afinidades por meridianos u órganos específicos. Un enfoque consciente implica comprender esta energía y aplicarla para restaurar el equilibrio. Por ejemplo, al tratar una afección caracterizada por un exceso de calor, un profesional puede elegir hierbas refrescantes para armonizar el paisaje energético del cuerpo. Esta atención a la energía herbal contribuye a un enfoque más holístico y personalizado del bienestar.

La atención plena se extiende a las consideraciones éticas de la medicina herbal, alentando a las personas a obtener hierbas de manera responsable y sostenible. El cultivo y la cosecha conscientes de hierbas enfatizan la importancia de la reciprocidad con la naturaleza. Esta conciencia ecológica se alinea con los principios de la herboristería tradicional, que reconoce la interconexión entre la salud humana y la salud del planeta. Al elegir conscientemente las hierbas, las personas contribuyen a preservar la biodiversidad y la sostenibilidad de los recursos herbales, fomentando un sentido de administración de la Tierra.

En la aplicación de la medicina herbal, un enfoque consciente reconoce la naturaleza dinámica de la salud y la importancia de la adaptabilidad. Las necesidades del cuerpo pueden evolucionar, influenciadas por los cambios estacionales, las etapas de la vida y los factores estresantes externos. Se alienta a los profesionales y a las personas a observar y ajustar los protocolos de hierbas en consecuencia, reconociendo que la salud es dinámica y está en constante cambio. Esta adaptabilidad refleja la esencia de la atención plena, abrazando el momento presente y respondiendo a los requisitos únicos del cuerpo con un enfoque compasivo y flexible.

La atención plena en la medicina herbal también implica una conciencia de la conexión mente-cuerpo y el impacto del bienestar emocional en la salud general. El estrés, la ansiedad y otros factores emocionales contribuyen a los patrones de desequilibrio dentro del cuerpo. Los herbolarios conscientes tienen en cuenta el paisaje dinámico a la hora de elaborar formulaciones, seleccionando hierbas que aborden los síntomas físicos y apoyen la resiliencia emocional. Este enfoque integrado reconoce el vínculo entre la salud mental y física, fomentando un proceso de curación más completo y efectivo.

La integración de prácticas conscientes de otras tradiciones, como la meditación y la respiración, enriquece aún más un enfoque cauteloso de la medicina herbal. Estas prácticas mejoran la autoconciencia, promueven la relajación y crean un estado receptivo para las propiedades curativas de las hierbas. Se ha demostrado que la meditación de atención plena, en particular, reduce el estrés, aumenta el bienestar general y aumenta la eficacia de los enfoques de salud holísticos. Incluir prácticas de atención plena en la vida diaria puede funcionar en conjunto con las hierbas para promover la salud y la curación sinérgicamente.

Los practicantes de la medicina herbal no son los únicos que deben cultivar una actitud consciente; Cualquiera que busque mejorar su salud y bienestar también debe seguir este camino. Al animar a las personas a tomar un papel activo en su curación, la atención plena les ayuda a sentirse empoderadas y responsables de su bienestar. Las personas pueden tomar decisiones informadas, comprender mejor su salud e incluir hierbas medicinales en un estilo de vida que promueva la vitalidad y el equilibrio general cultivando una relación consciente con las hierbas.

En conclusión, un enfoque consciente de la medicina herbal trasciende el mero consumo de remedios botánicos. Implica un profundo compromiso con la sabiduría inherente de las hierbas, una conciencia de las necesidades individuales y un reconocimiento de la interconexión entre la mente, el cuerpo y el mundo natural. Al adoptar la atención plena en la selección, preparación y aplicación de hierbas, las personas y los profesionales fomentan una relación holística y armoniosa con la medicina herbal. Este enfoque consciente contribuye no solo al bienestar personal, sino también a un sentido más amplio de responsabilidad ecológica y a una conexión más profunda con las fuerzas curativas de la naturaleza.

Rituales y prácticas a base de hierbas para el bienestar general

Los rituales y prácticas a base de hierbas para el bienestar general encapsulan una profunda conexión entre la humanidad y el poder curativo de la naturaleza, basándose en la sabiduría ancestral incrustada en la herboristería tradicional. Estos rituales, arraigados en diversas tradiciones culturales, no son meras rutinas, sino actos sagrados que honran la inteligencia innata de las plantas y su capacidad para apoyar la salud holística. Uno de estos rituales consiste en la preparación de infusiones, donde la infusión de esencias vegetales se convierte en un acto ceremonial. Esta práctica no es solo una experiencia sensorial, con el aroma y el sabor de las hierbas involucrando los sentidos, sino que también sirve como un momento consciente de autocuidado. Ya sean los efectos calmantes de la manzanilla, las cualidades refrescantes de la menta o las propiedades adaptógenas de la albahaca sagrada, cada mezcla de té de hierbas se convierte en un elixir personalizado que nutre tanto el cuerpo como el espíritu.

Además, la incorporación de baños de hierbas en la rutina ejemplifica una práctica consagrada que promueve la relajación y el rejuvenecimiento. Basándose en las cualidades terapéuticas de hierbas como la lavanda, la caléndula o la manzanilla, estos baños se convierten en experiencias inmersivas que trascienden el acto físico de limpieza. La calidez del agua, junto con las infusiones de hierbas aromáticas, crea una sinergia armoniosa que no solo limpia el cuerpo sino que también calma la mente. Este enfoque ritual reconoce la importancia del bienestar mental, entrelazando los ámbitos físico y emocional para buscar la salud en general.

Los rituales de difuminado, a menudo asociados con la quema de salvia u otras hierbas aromáticas, han sido empleados por varias culturas durante siglos para limpiar la energía negativa e invitar a influencias positivas. Esta práctica herbal, arraigada en tradiciones como las ceremonias de difuminado de los nativos americanos, simboliza un proceso de purificación que se extiende más allá del espacio físico para incluir la mente y el espíritu. Se cree que el humo aromático se lleva la energía estancada, dejando un ambiente revitalizado y una sensación de claridad. La incorporación de difuminar en una rutina de bienestar se alinea con la filosofía holística de que el bienestar general abarca el cuerpo y las dimensiones energéticas y espirituales del propio ser.

Las prácticas herbales para el bienestar general se extienden al cuidado de la piel, donde los ingredientes botánicos han sido apreciados por sus propiedades terapéuticas. La elaboración de aceites, ungüentos o cremas con infusión de hierbas se convierte en un esfuerzo ritual, que trasciende las rutinas convencionales de cuidado de la piel. Ingredientes como la caléndula, la consuelda o la lavanda se seleccionan cuidadosamente por sus cualidades nutritivas para la piel, lo que refleja una comprensión holística de que lo que aplicamos a nuestra piel puede influir en nuestra salud y bienestar general. Este enfoque intencional para el cuidado de la piel reconoce la piel como un reflejo de la vitalidad interna y la puerta de entrada a través de la cual las hierbas pueden tener un impacto positivo en el cuerpo.

Los rituales a base de hierbas también se desarrollan en forma de prácticas de bienestar estacionales, alineándose con los patrones cíclicos de la naturaleza. Las prácticas tradicionales, como el enfoque ayurvédico de la limpieza estacional o el concepto de la medicina china de adaptarse a las energías de cada estación, implican el uso estratégico de hierbas para apoyar los ritmos naturales del cuerpo. Por ejemplo, en la transición del invierno a la primavera, se pueden incorporar hierbas como el diente de león y la ortiga para limpiar y vigorizar suavemente el cuerpo después del estancamiento de los meses más fríos. Estos rituales estacionales reconocen la naturaleza dinámica del bienestar, reconociendo que las necesidades del cuerpo cambian con las influencias ambientales cambiantes.

En la atención plena y la meditación, las prácticas herbales son compañeras de apoyo en el viaje hacia la paz interior y el autodescubrimiento. Los tés de hierbas, elegidos específicamente por sus propiedades calmantes, se convierten en parte integral de los rituales de meditación. La manzanilla, la pasiflora o el bálsamo de limón, conocidos por sus efectos calmantes sobre el sistema nervioso, crean un telón de fondo tranquilo para la contemplación. Beber té de hierbas se convierte en un proceso meditativo, que conecta a las personas con el momento presente y mejora la experiencia general de la quietud interior.

La jardinería en sí misma es una práctica herbal terapéutica, que invita a las personas a cultivar una conexión con la Tierra y participar activamente en los ciclos de vida de las plantas. Interactuar con las hierbas desde la semilla hasta la cosecha fomenta un sentido de administración y profundiza el aprecio por la vitalidad inherente a la naturaleza. El acto de cultivar hierbas se convierte en una relación recíproca, donde las personas no solo se benefician de las plantas, sino que también contribuyen a su bienestar a través de prácticas de cultivo conscientes. Este enfoque práctico se alinea con la creencia de que el bienestar general está intrincadamente ligado a nuestra relación con el mundo natural.

Los rituales a base de hierbas se extienden al ámbito culinario, donde el uso de hierbas en la cocina transforma la preparación de comidas en una práctica nutritiva. Más allá de realzar el sabor, hierbas como el romero, el tomillo y el orégano aportan sus propiedades medicinales a la mesa del comedor. Esta alquimia culinaria se alinea con la antigua sabiduría que ve la comida como medicina, reconociendo que las hierbas que incorporamos a nuestras dietas contribuyen a nuestra salud en general. La infusión de las comidas con diversas hierbas se convierte en una celebración culinaria del bienestar, entrelazando el placer de comer con el consumo intencional de plantas medicinales.

Además, la creación de tinturas de hierbas encarna un enfoque ritual para aprovechar las potentes cualidades de las plantas. El proceso de remojar las hierbas en alcohol o glicerina, permitiéndoles macerarse con el tiempo, transforma los componentes de las hierbas en elixires concentrados. Este método de extracción intencional refleja un profundo respeto por el proceso alquímico y el deseo de capturar la esencia de las hierbas para uso terapéutico. La incorporación de tinturas de hierbas en las rutinas diarias se convierte en un ritual de cuidado personal, que ofrece un medio conveniente y potente para integrar el apoyo a base de hierbas en la estrategia general de bienestar.

En el contexto más amplio de la comunidad y el bienestar social, los rituales herbales pueden tomar la forma de ceremonias o reuniones colectivas. Las prácticas tradicionales como las ceremonias del té, en las que las personas se reúnen para compartir y apreciar las infusiones de hierbas, fomentan un sentido de comunidad e interconexión.

Estas experiencias compartidas promueven los beneficios físicos del consumo de hierbas y contribuyen a las dimensiones emocionales y sociales del bienestar general. Comunicarse a través de bebidas a base de hierbas se convierte en una celebración de la salud y la unidad, trascendiendo el bienestar individual para abarcar el espíritu colectivo.

En conclusión, los rituales y prácticas a base de hierbas para el bienestar general encapsulan un rico tapiz de tradiciones, cada una de las cuales teje una conexión única entre los individuos y el poder curativo de las plantas. Desde las ceremonias del té conscientes hasta la elaboración intencional del cuidado de la piel a base de hierbas, cada ritual refleja un compromiso consciente con la generosidad de la naturaleza y reconoce la profunda interconexión entre la mente, el cuerpo y el mundo natural. Estas prácticas herbales no son rutinas aisladas, sino actos sagrados que honran la sabiduría de las tradiciones antiguas y ofrecen un camino hacia el bienestar holístico. A medida que las personas buscan cada vez más enfoques integradores y conscientes de la salud, estos rituales herbales se erigen como guías atemporales, invitándonos a abrazar el poder transformador de las plantas en nuestro viaje hacia el bienestar general.

CAPÍTULO IX

Sostenibilidad y consideraciones éticas

Abastecimiento responsable de hierbas chinas

El abastecimiento responsable de hierbas chinas es fundamental para garantizar prácticas de medicina herbal éticas, sostenibles y de alta calidad. Con su rica tradición de medicina herbal que abarca miles de años, China suministra una parte significativa de las hierbas medicinales del mundo. A medida que la demanda de hierbas tradicionales chinas crece en todo el mundo, la importancia de las prácticas de abastecimiento responsable se hace cada vez más evidente. Las consideraciones éticas en el proceso de abastecimiento abarcan la sostenibilidad ecológica, las prácticas laborales justas, la preservación cultural y la calidad y seguridad de las hierbas cosechadas.

Una de las principales preocupaciones en el abastecimiento responsable de hierbas chinas es el impacto en la biodiversidad y el medio ambiente. Muchas hierbas tradicionales chinas se elaboran de forma silvestre o se cultivan en sus hábitats nativos. Las prácticas de recolección irresponsables, impulsadas por la alta demanda, pueden conducir a la sobreexplotación y al agotamiento de los recursos naturales. Para hacer frente a esto, las iniciativas de abastecimiento responsable promueven métodos de cosecha sostenibles, prácticas de cultivo y la preservación de la biodiversidad. El cultivo de hierbas medicinales que respeten los ecosistemas naturales, promuevan la agricultura regenerativa y minimicen el impacto ambiental es crucial para la salud a largo plazo de las tradiciones herbales y los ecosistemas de los que se derivan estas hierbas.

Las prácticas laborales justas son otro aspecto crucial del abastecimiento responsable. Muchas hierbas chinas se cosechan a mano, lo que requiere una cantidad significativa de trabajo manual. Garantizar que las personas involucradas en el cultivo y la cosecha de hierbas sean tratadas éticamente y reciban una compensación justa es esencial para crear una cadena de suministro sostenible. Las iniciativas de abastecimiento responsable enfatizan la transparencia en la cadena de suministro, la trazabilidad de las hierbas desde el cultivo hasta la distribución y el cumplimiento de estándares laborales justos. El abastecimiento responsable tiene como objetivo crear una industria más equitativa y socialmente responsable al priorizar el bienestar de quienes participan en el comercio de hierbas.

La preservación de las prácticas y el conocimiento cultural es parte integral del abastecimiento responsable de hierbas chinas. La medicina tradicional china (MTC) tiene profundas raíces en la cultura china, y muchas hierbas están profundamente entrelazadas con las costumbres y tradiciones locales. El abastecimiento responsable de hierbas chinas implica trabajar en colaboración con las comunidades locales, respetar el conocimiento indígena y reconocer la importancia cultural de las prácticas herbales. Este enfoque garantiza la preservación del valioso patrimonio cultural y fomenta un sentido de empoderamiento de la comunidad a medida que los profesionales y las comunidades locales se convierten en administradores de sus tradiciones herbales.

La calidad y la seguridad son consideraciones primordiales en el abastecimiento responsable de hierbas chinas. El mercado mundial de hierbas es susceptible a la adulteración, la contaminación y la identificación errónea de especies de plantas. Las iniciativas de abastecimiento responsable priorizan las medidas de control de calidad para abordar estas preocupaciones, incluidas pruebas rigurosas de autenticidad, pureza y ausencia de contaminantes. La colaboración entre los proveedores de hierbas, los productores y los organismos reguladores garantiza que las hierbas chinas cumplan con los estándares de calidad establecidos y cumplan con las normas de seguridad. Al enfatizar la garantía de calidad, el abastecimiento responsable salvaguarda la integridad de la medicina herbal y promueve la confianza del consumidor en la seguridad y eficacia de los productos a base de hierbas.

Los programas de certificación desempeñan un papel importante en la promoción de prácticas de abastecimiento responsable para las hierbas chinas. Organizaciones como las Buenas Prácticas Agrícolas y de Recolección (GACP, por sus siglas en inglés) y las Buenas Prácticas de Manufactura (GMP, por sus siglas en inglés) han desarrollado normas y directrices para el cultivo, la cosecha y el procesamiento de plantas medicinales, incluidas las hierbas chinas. Estas certificaciones proporcionan un marco para el abastecimiento responsable, abordando consideraciones ecológicas, sociales y de calidad.

Entablar relaciones directas con los cultivadores y proveedores de hierbas es una estrategia crucial para el abastecimiento responsable. La creación de asociaciones transparentes y colaborativas fomenta una comprensión más profunda de toda la cadena de suministro, desde el cultivo hasta la distribución. Este compromiso directo permite una comunicación abierta, el conocimiento compartido y el establecimiento de relaciones mutuamente beneficiosas. Al trabajar en estrecha colaboración con los productores de hierbas, las prácticas de abastecimiento responsable apoyan las economías locales, fomentan los métodos de cultivo sostenibles y fortalecen la resiliencia general de la cadena de suministro de hierbas.

Las iniciativas de educación y concienciación son componentes esenciales del abastecimiento responsable de hierbas chinas. Crear conciencia entre los consumidores, los profesionales y las partes interesadas de la industria sobre la importancia de las prácticas de abastecimiento responsable fomenta la demanda de hierbas producidas éticamente. Los esfuerzos educativos pueden incluir información sobre la cosecha sostenible, las prácticas laborales justas y el significado cultural de las tradiciones herbales. Al empoderar a las personas con conocimiento, las iniciativas de abastecimiento responsable buscan dar forma a las elecciones de los consumidores, fomentar prácticas comerciales éticas y contribuir al movimiento más amplio hacia una industria herbal más sostenible y responsable.

En conclusión, el abastecimiento responsable de hierbas chinas es un esfuerzo multifacético que aborda consideraciones ecológicas, sociales, culturales y de calidad. Las iniciativas de abastecimiento responsable contribuyen a la viabilidad e integridad a largo plazo de la industria de la medicina herbal al promover la cosecha sostenible, las prácticas laborales justas, la preservación cultural y el cumplimiento de los estándares de calidad. Un número cada vez mayor de personas en todo el mundo se está interesando por la medicina tradicional china y las hierbas medicinales, lo que pone de manifiesto la importancia de las técnicas de abastecimiento ético. Las prácticas morales y ecológicas adoptadas en el abastecimiento responsable de hierbas chinas protegen la biodiversidad y los recursos naturales del planeta, al tiempo que preservan el legado cultural y el bienestar general de las comunidades que practican el antiguo arte de la curación a base de hierbas.

Impacto ambiental y esfuerzos de conservación

El impacto ambiental de diversas actividades humanas, incluido el abastecimiento y la producción de productos a base de hierbas, se ha convertido en una preocupación creciente en el contexto de la sostenibilidad mundial. La fitoterapia tradicional, profundamente arraigada en la naturaleza y dependiente de diversas especies vegetales, no está exenta de estas consideraciones. La cosecha, el cultivo y el procesamiento de hierbas para uso medicinal pueden tener consecuencias ecológicas significativas si no se gestionan de forma responsable. A medida que aumenta la conciencia sobre los problemas ambientales, la industria de las hierbas reconoce cada vez más la importancia de los esfuerzos de conservación para mitigar su impacto en los ecosistemas, la biodiversidad y la salud general del planeta.

Las prácticas de recolección, en particular las hierbas silvestres, pueden tener profundas implicaciones para las poblaciones de plantas y los ecosistemas. La sobreexplotación, impulsada por el aumento de la demanda de productos a base de hierbas, amenaza la sostenibilidad de ciertas especies de plantas. Esta cuestión es especialmente pertinente en las regiones donde las hierbas tradicionales son endémicas o desempeñan un papel crucial en los ecosistemas locales. Los esfuerzos de conservación buscan resolver estos problemas fomentando métodos de recolección sostenibles que consideren las tasas de regeneración de la población de plantas, respeten las cuotas de recolección e integren los principios éticos de la artesanía silvestre. Los métodos sostenibles mantienen el delicado equilibrio entre el uso humano y la protección de las especies vegetales al garantizar que la cosecha de hierbas no supere la capacidad natural de renovación de los ecosistemas.

La forma en que se cultiva la medicina herbal también tiene un impacto significativo en el medio ambiente. La aplicación indiscriminada de plaguicidas, el uso de fertilizantes sintéticos y el monocultivo a gran escala pueden provocar contaminación, pérdida de biodiversidad y degradación del suelo. Los métodos de cultivo orientados a la conservación son cada vez más populares en el sector de las hierbas como reacción a estas preocupaciones. Los esfuerzos de conservación dentro de la industria herbal apoyan la restauración de la salud del suelo, la preservación de los recursos hídricos y la resiliencia general de los ecosistemas agrícolas mediante la coordinación del cultivo de hierbas con los principios de sostenibilidad ambiental. Los enfoques agroecológicos, como el policultivo y la agricultura orgánica, priorizan la salud del suelo, fomentan la biodiversidad y minimizan el uso de insumos sintéticos.

Uno de los principales objetivos de las iniciativas medioambientales en el sector herbario es la conservación de la biodiversidad. La riqueza de los ecosistemas de la Tierra se refleja en la diversidad de especies de plantas empleadas en la medicina herbal tradicional. Muchas especies de plantas, algunas de las cuales tienen cualidades terapéuticas únicas, están amenazadas por la pérdida de hábitat y la sobreexplotación. Los esfuerzos de conservación ponen de relieve el valor de mantener la biodiversidad salvaguardando las áreas naturales, ayudando a reintroducir especies amenazadas y promoviendo el uso sostenible de las plantas silvestres. Además de ayudar a conservar la biodiversidad, las iniciativas para identificar y destacar las especies de plantas menos conocidas con potencial terapéutico también ayudan a preservar los recursos genéticos críticos y los conocimientos tradicionales para las generaciones posteriores.

El impacto del cultivo de hierbas en los recursos hídricos es otra consideración crucial dentro de los esfuerzos de conservación. Las prácticas agrícolas convencionales, incluido el cultivo de hierbas, pueden contribuir a la contaminación del agua a través de fertilizantes sintéticos y escorrentía de pesticidas. Además, el riego a gran escala para el cultivo de monocultivos puede provocar escasez de agua en ciertas regiones. Los enfoques orientados a la conservación abogan por métodos de cultivo eficientes en el uso del agua, como la agricultura de secano y los sistemas de reciclaje de agua. Estas prácticas minimizan el impacto ambiental y mejoran la resiliencia del cultivo de hierbas frente a la variabilidad climática.

La recolección silvestre justa es un componente fundamental de las iniciativas de conservación en áreas donde las hierbas silvestres constituyen un recurso económico sustancial para las comunidades cercanas. El uso excesivo de las poblaciones de plantas silvestres puede provocar malestar social, desigualdad económica y la pérdida de conocimientos tradicionales. Las demandas de los mercados externos suelen ser la causa de este uso excesivo. Los esfuerzos de conservación tienen como objetivo aliviar estos problemas fomentando métodos de comercio justo y asegurando que las comunidades locales reciban una compensación justa por sus contribuciones al sector de las hierbas. Al involucrar a las partes interesadas locales en los procesos de toma de decisiones, los proyectos colaborativos apoyan las actividades de conservación lideradas por la comunidad y consistentes con la sostenibilidad social y ambiental.

Los programas y estándares de certificación, como el Estándar FairWild, proporcionan marcos para prácticas orientadas a la conservación en la recolección silvestre. Estas certificaciones tienen como objetivo garantizar que la recolección de plantas silvestres sea sostenible, socialmente responsable y respetuosa con el medio ambiente. Al adherirse a los estándares establecidos, las empresas de hierbas demuestran su compromiso con los esfuerzos de conservación y el abastecimiento responsable. Al comprar productos que tienen certificaciones oficiales, los consumidores pueden tomar decisiones informadas y alentar al sector herbario a adoptar métodos más centrados en la conservación.

Otro problema que influye en los esfuerzos de conservación en el sector herbario es el cambio climático. La identificación de especies de plantas resilientes al cambio climático, la promoción de prácticas agroecológicas que aumenten la resiliencia de los ecosistemas y el desarrollo de técnicas adaptables para el cultivo de hierbas son algunas de las iniciativas de conservación en respuesta a este fenómeno. La industria de las hierbas, las organizaciones ambientales y las instituciones académicas deben trabajar juntas para abordar los problemas complejos y dinámicos que plantea el cambio climático.

Las campañas educativas son esenciales para los esfuerzos de conservación porque aumentan el conocimiento y la comprensión de las personas sobre cómo las prácticas herbales afectan el medio ambiente. A través de la promoción de métodos sostenibles de recolección, producción y consumo, la educación permite a las personas, los profesionales y las empresas tomar decisiones informadas coherentes con los objetivos de conservación. Incluir la educación ambiental en las iniciativas de divulgación pública y en los programas de capacitación sobre hierbas ayuda a fomentar un compromiso compartido con las actividades éticas y ecológicas a base de hierbas.

En conclusión, el impacto ambiental de la medicina herbaria es un tema multifacético que requiere esfuerzos concertados de conservación. La cosecha sostenible, las prácticas de cultivo, la conservación de la biodiversidad, el comercio justo, la gestión de los recursos hídricos, la resiliencia climática y las iniciativas educativas contribuyen colectivamente a un enfoque holístico de la sostenibilidad ambiental dentro de la industria de las hierbas. A medida que aumenta la demanda de productos a base de hierbas, la integración de prácticas orientadas a la conservación se vuelve cada vez más urgente. El negocio de las hierbas puede proteger significativamente la biodiversidad del planeta, ayudar a la población local y fomentar un futuro más sostenible y saludable mediante la adopción de una gestión ambiental responsable.

Consideraciones éticas en la producción de hierbas medicinales

Las consideraciones éticas en la producción de hierbas medicinales dentro de la medicina china son de suma importancia, ya que reflejan un compromiso con valores que se extienden más allá de los márgenes de beneficio para abarcar la sostenibilidad, la integridad cultural y la responsabilidad social. La medicina tradicional china (MTC), con su rica historia y su dependencia de diversas especies de plantas, está profundamente entrelazada con consideraciones éticas que dan forma a todo el proceso de producción, desde el cultivo y la cosecha hasta el procesamiento y la distribución.

Una de las principales preocupaciones éticas en la producción de hierbas medicinales es el abastecimiento y la cosecha de plantas medicinales. La sobreexplotación, impulsada por el aumento de la demanda mundial, amenaza la sostenibilidad de ciertas especies de plantas, en particular aquellas con propiedades terapéuticas específicas. Las prácticas de abastecimiento responsable enfatizan la artesanía silvestre ética y los métodos de cultivo sostenibles, asegurando que la recolección de hierbas se alinee con los principios ecológicos y permita la regeneración de las poblaciones de plantas. Al priorizar el bienestar de los ecosistemas vegetales, las consideraciones éticas en el abastecimiento salvaguardan la integridad de la medicina herbaria y contribuyen a la conservación de la biodiversidad.

Las prácticas de cultivo, otra faceta crítica de la producción de hierbas medicinales, plantean consideraciones éticas con respecto a la sostenibilidad ambiental y el uso de la tierra. El monocultivo a gran escala, acompañado del uso extensivo de fertilizantes y pesticidas sintéticos, puede provocar la degradación del suelo, la pérdida de biodiversidad y los impactos negativos en los ecosistemas circundantes. Los enfoques éticos del cultivo abogan por métodos agroecológicos que prioricen la salud del suelo, promuevan la biodiversidad y minimicen el daño ambiental. Las prácticas de agricultura orgánica, que evitan los insumos sintéticos en favor de alternativas naturales y sostenibles, se alinean con consideraciones éticas que buscan armonizar el cultivo de hierbas con el bienestar ecológico.

Las prácticas laborales justas son parte integral de las consideraciones éticas en la producción de hierbas medicinales, particularmente en regiones donde se cultivan, cosechan y procesan hierbas tradicionales. Garantizar que las personas involucradas en el cultivo y la cosecha de hierbas sean tratadas éticamente, reciban una compensación justa y trabajen en condiciones seguras es esencial para fomentar una industria herbal socialmente responsable. Las iniciativas de abastecimiento ético enfatizan la transparencia en la cadena de suministro, la trazabilidad de las hierbas desde el cultivo hasta la distribución y el cumplimiento de estándares laborales justos. Al priorizar el bienestar de quienes se dedican al comercio de hierbas, las consideraciones éticas contribuyen a crear una industria de hierbas más equitativa y socialmente consciente.

Uno de los principios centrales de las preocupaciones éticas en la fabricación de hierbas medicinales chinas es mantener la integridad cultural. La cultura china ha sido durante mucho tiempo la base de la medicina tradicional china, y las costumbres y tradiciones regionales están estrechamente vinculadas a numerosas drogas. La colaboración con las comunidades locales, el honor del conocimiento indígena y la apreciación de la relevancia cultural de las prácticas herbales son componentes de los procesos de producción éticos. A medida que los profesionales y las comunidades locales asumen el papel de administradores de sus tradiciones herbales, esta estrategia garantiza la preservación de un patrimonio cultural de valor incalculable. Promueve un sentido de empoderamiento dentro de la comunidad.

El control de calidad y la seguridad son consideraciones éticas fundamentales en la producción de hierbas medicinales. Garantizar la pureza, autenticidad y seguridad de los productos a base de hierbas es crucial para la confianza y el bienestar del consumidor. Los productores éticos dan prioridad a las pruebas rigurosas de contaminantes, la identificación precisa de las especies de plantas y el cumplimiento de los estándares de calidad. Al mantener un compromiso con la integridad del producto, las consideraciones éticas subrayan la responsabilidad de los productores de hierbas para proporcionar remedios seguros y eficaces a los consumidores.

El concepto de sostenibilidad se extiende más allá de las consideraciones ecológicas para abarcar la sostenibilidad económica y la equidad social. Las consideraciones éticas en la producción de hierbas medicinales enfatizan la importancia de las prácticas de comercio justo que garanticen que las comunidades locales reciban una compensación justa por sus contribuciones a la industria de las hierbas. Las iniciativas de colaboración involucran a las partes interesadas locales en los procesos de toma de decisiones, fomentando los esfuerzos de conservación liderados por la comunidad que se alinean con la sostenibilidad ambiental y social. Los productores éticos reconocen la interconexión del bienestar económico y ecológico, esforzándose por crear una industria herbal que beneficie a las comunidades locales y al planeta.

Los programas y estándares de certificación, como las Buenas Prácticas de Manufactura (GMP, por sus siglas en inglés) y las certificaciones orgánicas, ofrecen marcos para la producción ética de hierbas medicinales. Estas certificaciones guían el abastecimiento responsable, las prácticas de cultivo y las medidas de control de calidad. Al adherirse a los estándares establecidos, los productores éticos demuestran su compromiso con las consideraciones éticas y contribuyen a la sostenibilidad general y la credibilidad de la industria herbal.

En la era de la globalización, las consideraciones éticas también se extienden a un compromiso justo y respetuoso con los conocimientos tradicionales. Las comunidades indígenas y locales a menudo poseen valiosos conocimientos sobre los usos y el cultivo de las plantas medicinales. La producción ética de hierbas medicinales implica asociaciones de colaboración que reconocen, respetan y compensan a estas comunidades por sus conocimientos tradicionales. Al fomentar relaciones equitativas, los productores éticos contribuyen a preservar la sabiduría convencional y a reconocer la herencia cultural arraigada en la medicina herbal.

Las iniciativas educativas son componentes cruciales de las consideraciones éticas en la producción de hierbas medicinales. Al crear conciencia sobre las prácticas sostenibles, el comercio justo y la importancia cultural de las tradiciones herbales, la educación empodera a las personas, los profesionales y las empresas para que tomen decisiones informadas y éticas. La integración de consideraciones éticas en los programas de capacitación sobre hierbas, las campañas de divulgación pública y la educación del consumidor contribuye a un compromiso compartido con las prácticas herbales responsables y sostenibles.

En resumen, las cuestiones éticas que rodean la fabricación de medicamentos a base de hierbas en la medicina china representan una dedicación integral a la responsabilidad social, la integridad cultural y la sostenibilidad. El negocio de las hierbas puede tener un impacto positivo en un futuro más responsable y ético mediante la adopción de fuentes éticas, procedimientos de cultivo, normas laborales justas y sistemas de control de calidad. La integración de estos factores en la fabricación de medicamentos a base de hierbas se convierte tanto en un requisito moral como en una decisión calculada para crear un sector herbario robusto y respetado, ya que los clientes buscan productos más estrechamente vinculados con los principios éticos.

CAPÍTULO X

Desafíos y conceptos erróneos

Abordar los conceptos erróneos comunes sobre la medicina herbal china

Abordar los conceptos erróneos comunes sobre la medicina herbal china es crucial para fomentar una comprensión integral de esta antigua tradición curativa, disipar mitos y fomentar elecciones informadas entre las personas que buscan enfoques alternativos y complementarios para la atención médica. Un concepto erróneo prevalente es la creencia de que la medicina herbal china se basa únicamente en la superstición o el folclore en lugar de basarse en observaciones sistemáticas y empíricas. La medicina herbal china se ha desarrollado a lo largo de milenios, guiada por una amplia experiencia clínica, registrada en la literatura clásica y promovida por la investigación actual y los usos contemporáneos.

Las preocupaciones de seguridad son otra percepción errónea común; algunas personas creen que el uso de hierbas medicinales chinas conlleva peligros o consecuencias adversas. La medicina herbal china tiene una larga historia de uso, y la atención cuidadosa a las formulaciones a base de hierbas enfatiza su seguridad. Es cierto que cualquier tipo de terapia, incluidas las hierbas medicinales, debe usarse con precaución y bajo el consejo de profesionales calificados. Para reducir la posibilidad de reacciones adversas, la Medicina Tradicional China (MTC) hace mucho hincapié en las prescripciones personalizadas, en las que las fórmulas a base de hierbas se adaptan meticulosamente a las necesidades constitucionales y condiciones médicas únicas de cada paciente.

Otro concepto erróneo muy extendido es que la medicina herbal china funciona independientemente de la medicina convencional, lo que lleva a una oposición binaria falsa. Con frecuencia se recomienda una estrategia integradora que se base en las ventajas de la medicina convencional y tradicional. La combinación de la medicina herbal china con las terapias convencionales tiene varias ventajas, especialmente cuando se trata de afecciones médicas complicadas o persistentes. Darse cuenta de la complementariedad y compatibilidad de estos enfoques allana el camino para un enfoque más exhaustivo y centrado en el paciente de la atención médica.

La complejidad de las formulaciones de la medicina herbal china a menudo conduce a la idea errónea de que son difíciles de entender o administrar sin conocimientos especializados. Si bien es cierto que la medicina herbal requiere experiencia para obtener resultados óptimos, esto no debe desalentar a las personas de explorar sus beneficios potenciales. Los profesionales calificados de la medicina china reciben una amplia capacitación, aprendiendo a evaluar las condiciones de salud individuales, diagnosticar desequilibrios subyacentes y formular recetas herbales personalizadas. Buscar la orientación de un profesional calificado garantiza que las complejidades de la medicina herbal china se naveguen de manera efectiva, brindando apoyo personalizado y específico.

Algunas personas también pueden creer erróneamente que la medicina herbal china se basa exclusivamente en principios antiguos y aún tiene que evolucionar para integrar los conocimientos científicos modernos. En realidad, la investigación en curso en China y la comunidad científica mundial valida y refina continuamente la comprensión de la medicina herbal china. Numerosos estudios exploran las propiedades farmacológicas, los mecanismos de acción y la eficacia clínica de hierbas individuales y formulaciones a base de hierbas. La integración de la sabiduría tradicional con los hallazgos científicos contemporáneos permite un enfoque más integral y basado en la evidencia de la medicina herbal.

La noción de que la medicina herbal china es una solución única para todos es una simplificación común. Por el contrario, los principios de la medicina tradicional china enfatizan la importancia de los planes de tratamiento individualizados. La constitución, el historial de salud y los síntomas de presentación de cada persona se consideran cuidadosamente en la formulación de las recetas a base de hierbas. En lugar de solo proporcionar alivio de los síntomas a corto plazo, esta estrategia personalizada se enfoca en las causas subyacentes de los problemas de salud, fomentando el equilibrio y el bienestar a largo plazo.

Otro concepto erróneo tiene que ver con la creencia de que la medicina herbal china se basa exclusivamente en plantas. Si bien las plantas constituyen una parte importante de los remedios a base de hierbas, la medicina china también incorpora minerales y productos animales. Sustancias como perlas, conchas y ciertos ingredientes de origen animal se utilizan juiciosamente en función de sus propiedades terapéuticas y aplicaciones históricas. Comprender la diversa gama de sustancias empleadas en la medicina herbal china proporciona una apreciación más precisa de su enfoque holístico e inclusivo de la curación.

Algunas personas pueden dudar en explorar la medicina herbal china debido a preocupaciones sobre su sabor o forma de administración. La percepción de que las fórmulas a base de hierbas son desagradables o difíciles de incorporar a las rutinas diarias es un concepto erróneo que pasa por alto la adaptabilidad de estos remedios. Las formulaciones modernas a menudo vienen en varias formas convenientes, que incluyen cápsulas, píldoras, gránulos o extractos líquidos. Además, el sabor de los tés de hierbas se puede ajustar y los profesionales trabajan en colaboración con las personas para encontrar formulaciones que sean efectivas, apetecibles y fáciles de incorporar a la vida diaria.

También existe la idea errónea de que la medicina herbal china es el último recurso, que se busca solo cuando los tratamientos convencionales han fracasado. En realidad, muchas personas recurren a la medicina herbal china como una estrategia de atención médica proactiva y preventiva o un enfoque complementario para mejorar el bienestar general. La naturaleza holística de la medicina china permite abordar síntomas específicos y desequilibrios subyacentes y promover medidas preventivas para mantener una salud óptima.

Por último, la noción de que la medicina herbal china necesita más validación científica es un concepto erróneo que debe abordarse en el cuerpo sustancial de investigación que respalda su eficacia. Numerosos estudios han explorado las acciones farmacológicas, los perfiles de seguridad y los resultados clínicos de la medicina herbal china. Además, la Organización Mundial de la Salud (OMS) y varios organismos nacionales de salud reconocen el valor de la medicina tradicional, incluida la medicina herbaria china, en los sistemas de salud. La integración de esta riqueza de evidencia científica con el conocimiento convencional contribuye a una comprensión más matizada y basada en la evidencia de la medicina herbal china.

En conclusión, abordar los conceptos erróneos comunes sobre la medicina herbal china es esencial para fomentar perspectivas informadas y alentar a las personas a explorar los beneficios potenciales de esta antigua tradición curativa. Al disipar los mitos relacionados con la seguridad, la compatibilidad con la medicina convencional, la complejidad y el sabor, las personas pueden acercarse a la medicina herbal china con una comprensión más precisa de sus principios, prácticas y aplicaciones modernas. La colaboración entre la sabiduría tradicional y los conocimientos científicos continúa dando forma a la medicina herbal china como un sistema de salud dinámico y en evolución, que ofrece valiosas contribuciones al bienestar holístico.

Superar el escepticismo y las barreras culturales

Superar el escepticismo y las barreras culturales con respecto a las medicinas chinas es un esfuerzo multifacético que implica abordar conceptos erróneos, fomentar la comprensión intercultural y resaltar el potencial integrador de la medicina tradicional china (MTC) dentro de diversos paisajes de atención médica. El escepticismo a menudo surge debido a las diferencias en las perspectivas culturales, los diferentes paradigmas médicos y la necesidad de una mayor familiaridad con los principios de la medicina china. Para cerrar estas brechas y fomentar un enfoque más abierto, es esencial explorar el contexto histórico, los fundamentos filosóficos y la eficacia clínica de las medicinas chinas.

Históricamente, la medicina china ha evolucionado a lo largo de miles de años, lo que la convierte en uno de los sistemas médicos más antiguos del mundo. Su legado perdurable atestigua su importancia cultural y la eficacia de sus enfoques. El escepticismo puede abordarse reconociendo la riqueza del conocimiento empírico que subyace a la medicina china, con sus raíces en la observación cuidadosa, la experiencia clínica y el registro sistemático de las prácticas terapéuticas a lo largo de generaciones. Comprender el desarrollo histórico de la medicina china proporciona un contexto que desafía la percepción de que es simplemente una colección de creencias obsoletas o supersticiosas.

Estos conceptos pueden parecer desconocidos o abstractos para aquellos más acostumbrados a los paradigmas médicos occidentales, lo que lleva al escepticismo sobre la validez de las teorías médicas chinas. Sin embargo, una exploración más profunda de estos principios revela una comprensión sofisticada del cuerpo como un sistema dinámico e interconectado. Al reconocer la sutil interacción de las fuerzas del Yin y el Yang y la importancia de mantener el equilibrio para una salud óptima, las personas pueden apreciar los aspectos holísticos y preventivos de la medicina china.

La eficacia clínica de los medicamentos chinos es un aspecto crítico para superar el escepticismo. Si bien los enfoques tradicionales pueden diferir de los métodos de diagnóstico y tratamientos occidentales, numerosos estudios han demostrado la eficacia de la medicina herbal china, la acupuntura y otras modalidades para abordar diversas afecciones de salud. La investigación que explora las acciones farmacológicas, los mecanismos de acción y los resultados clínicos asociados con los medicamentos chinos contribuye a un creciente cuerpo de evidencia que respalda su potencial terapéutico. Destacar la validación científica de las medicinas chinas ayuda a generar credibilidad y fomenta la confianza entre los escépticos.

Los obstáculos culturales son con frecuencia el resultado de la necesidad de conocimiento o comprensión de los conceptos y procedimientos médicos chinos. Para superar esto, los programas educativos son fundamentales para promover el entendimiento intercultural y desmitificar la medicina china. Los mitos pueden ser desacreditados, los conceptos erróneos pueden ser aclarados, y se puede permitir un punto de vista más abierto y bien informado mediante la incorporación de la medicina china en la educación sanitaria convencional y en las iniciativas de concienciación pública. La educación debe enfatizar la naturaleza integral de la medicina china y su integración de mente, cuerpo y espíritu, yendo más allá de los elementos clínicos y profundizando en el trasfondo cultural.

El idioma puede ser una barrera importante a la hora de comunicarse sobre las medicinas chinas. Los términos técnicos, los matices culturales y el lenguaje único de las teorías médicas chinas pueden plantear desafíos para las personas que no están familiarizadas con la terminología. Traducir estos conceptos a un lenguaje accesible y proporcionar explicaciones claras puede mejorar la comprensión y cerrar las brechas lingüísticas. Además, fomentar un diálogo abierto y respetuoso entre profesionales de diferentes tradiciones médicas facilita el aprendizaje mutuo y disipa las nociones preconcebidas, promoviendo un enfoque colaborativo de la atención médica.

En el contexto de superar el escepticismo, reconocer las limitaciones de cualquier sistema médico es crucial. La medicina china no es una panacea, y su eficacia puede variar en función de las respuestas individuales y de la naturaleza de las condiciones de salud. Un debate honesto y transparente sobre las fortalezas y limitaciones de los medicamentos chinos contribuye a generar confianza y credibilidad. Los profesionales y educadores deben enfatizar la importancia de un enfoque integrador de la atención médica, reconociendo que las diferentes tradiciones médicas pueden complementarse entre sí para el beneficio del paciente.

La competencia cultural en el cuidado de la salud es esencial para superar las barreras relacionadas con las diferencias culturales. Comprender las diversas perspectivas, creencias y prácticas culturales contribuye a una comunicación más efectiva y fomenta la confianza entre los proveedores de atención médica y los pacientes. Para garantizar una atención cortés y centrada en el paciente, la formación en competencia cultural de los médicos debe abarcar el conocimiento de las modalidades terapéuticas tradicionales, como las que se encuentran en la medicina china. Los profesionales de la salud que reconocen y consideran diferentes puntos de vista culturales pueden fomentar un ambiente más acogedor e inclusivo.

Una estrategia eficaz para superar el escepticismo es integrar la medicina china en los sistemas de salud convencionales. Los esfuerzos de colaboración entre la medicina occidental y la medicina tradicional china permiten un enfoque más integral y centrado en el paciente. Los modelos de atención médica integral, en los que profesionales de diferentes tradiciones trabajan en colaboración para abordar las necesidades de los pacientes, han ganado terreno en varias partes del mundo. Dichos modelos reconocen las fortalezas de cada sistema y aprovechan su naturaleza complementaria para brindar una atención más integral y personalizada.

La participación de la comunidad y las iniciativas de base también desempeñan un papel crucial en la superación del escepticismo y las barreras culturales. Al involucrar a las comunidades locales y proporcionar plataformas para el diálogo, las personas pueden compartir sus experiencias con la medicina china, disipar mitos y ofrecer información sobre su importancia cultural. Los programas educativos, talleres y eventos basados en la comunidad crean espacios para que las personas hagan preguntas, expresen inquietudes y obtengan conocimientos de primera mano sobre las medicinas chinas. Involucrar a las comunidades empodera a las personas para que tomen decisiones informadas sobre su atención médica y fomenta un enfoque más abierto a las diversas tradiciones de curación.

La investigación y la práctica basada en la evidencia son fundamentales para superar el escepticismo con respecto a las medicinas chinas. La investigación continua sobre los mecanismos de acción, los perfiles de seguridad y la eficacia clínica de la medicina herbal china, la acupuntura y otras modalidades fortalece la base de evidencia que respalda estas prácticas. La colaboración entre investigadores de diferentes tradiciones médicas contribuye a una comprensión más completa de las prácticas sanitarias, fomentando un compromiso compartido con la atención basada en la evidencia. La integración de la medicina china en los entornos académicos y de investigación ayuda a legitimar su lugar dentro del panorama sanitario más amplio.

En conclusión, superar el escepticismo y las barreras culturales con respecto a las medicinas chinas requiere un enfoque multifacético que aborde los aspectos históricos, filosóficos y clínicos, al tiempo que fomenta la comprensión intercultural. La educación, la investigación, los modelos de atención médica integral, la participación comunitaria y la capacitación en competencias culturales son esenciales para este proceso transformador. Al reconocer las fortalezas y limitaciones de las diferentes tradiciones médicas, fomentar el diálogo abierto y promover enfoques colaborativos para la atención médica, las personas y los sistemas de atención médica pueden abrazar la diversidad de tradiciones curativas para beneficiar el bienestar global.

Sortear los desafíos de la integración de las prácticas tradicionales con la atención médica moderna

Sortear los desafíos en la integración de las prácticas tradicionales con la atención médica moderna es una tarea compleja que implica reconciliar diversas perspectivas, abordar consideraciones regulatorias, fomentar la colaboración interdisciplinaria y promover la atención centrada en el paciente. La integración de prácticas tradicionales, como la medicina tradicional china (MTC), el Ayurveda o los remedios a base de hierbas, con la atención médica moderna refleja un reconocimiento de las valiosas contribuciones de diversas tradiciones curativas. Sin embargo, esta integración tiene desafíos, ya que requiere navegar por las diferencias culturales, filosóficas y metodológicas y, al mismo tiempo, garantizar la seguridad del paciente, la práctica basada en la evidencia y el cumplimiento normativo.

Las diferencias culturales y filosóficas entre los sistemas de salud tradicionales y modernos pueden presentar desafíos significativos en el proceso de integración. Las prácticas curativas tradicionales a menudo operan dentro de marcos holísticos que consideran la interconexión del cuerpo, la mente y el espíritu. Por el contrario, la medicina moderna puede inclinarse hacia enfoques reduccionistas, centrándose en síntomas específicos y vías bioquímicas. Salvar estas brechas filosóficas requiere una comprensión y apreciación mutua de los principios subyacentes de cada sistema. Los proveedores de atención médica culturalmente competentes pueden desempeñar un papel fundamental para facilitar este diálogo, reconocer las fortalezas de los enfoques tradicionales y modernos, y garantizar que los pacientes reciban una atención que respete sus preferencias y creencias culturales.

Las consideraciones regulatorias plantean otro conjunto de desafíos en la integración de las prácticas tradicionales con la atención médica moderna. Las modalidades curativas tradicionales a menudo quedan fuera de los marcos regulatorios establecidos para la medicina convencional. Esta falta de estandarización puede generar preocupaciones sobre la seguridad, el control de calidad y la consistencia de la atención. Establecer directrices reglamentarias claras que garanticen la seguridad y la eficacia de las prácticas tradicionales sin sofocar su riqueza cultural es un equilibrio delicado. Los organismos reguladores deben colaborar con los profesionales convencionales, los investigadores y los responsables políticos para desarrollar marcos inclusivos que reconozcan y legitimen las contribuciones de los sistemas de curación tradicionales dentro del panorama sanitario más amplio.

La integración de las prácticas tradicionales también requiere abordar el paradigma de la práctica basada en la evidencia que prevalece en la atención médica moderna. Los sistemas de curación tradicionales a menudo se basan en el conocimiento empírico, la sabiduría experiencial y los enfoques holísticos que pueden no alinearse con las rigurosas metodologías científicas comúnmente aplicadas en la medicina moderna. Para superar este desafío, existe una creciente necesidad de investigación que investigue los mecanismos de acción, los perfiles de seguridad y los resultados clínicos de las prácticas tradicionales. Las iniciativas de investigación colaborativa entre curanderos convencionales, investigadores e instituciones de salud contribuyen a construir una base de evidencia que apoya la integración de terapias convencionales efectivas en la atención médica moderna.

La colaboración interdisciplinaria es una piedra angular del éxito de los esfuerzos de integración, pero conlleva su propio conjunto de desafíos. Los médicos tradicionales y los profesionales de la salud modernos pueden tener diferentes capacitaciones, idiomas y enfoques de diagnóstico. Establecer canales de comunicación eficaces y fomentar el respeto mutuo son esenciales para una colaboración significativa. Estas brechas se llenan con programas de capacitación interdisciplinarios, talleres y experiencias de aprendizaje compartidas, que permiten a los profesionales de diversos orígenes comprender los puntos de vista de los demás y avanzar en una estrategia de atención al paciente más integral.

La atención centrada en el paciente, un principio fundamental en la atención médica moderna, se vuelve aún más crítica en la integración de las prácticas tradicionales. Los pacientes a menudo buscan una combinación de enfoques tradicionales y contemporáneos para abordar sus problemas de salud, enfatizando la importancia de una atención individualizada y culturalmente sensible. Los modelos de atención médica integrativa que priorizan las preferencias de los pacientes implican una toma de decisiones compartida y ofrecen opciones terapéuticas que empoderan a las personas para que participen activamente en su viaje de curación. Desarrollar una relación sólida entre el paciente y el profesional basada en la confianza y la comunicación abierta es fundamental para navegar por las complejidades de la integración de las prácticas tradicionales con la atención médica moderna.

La educación desempeña un papel fundamental en la superación de los desafíos asociados a la integración. Los proveedores de atención médica, los estudiantes y el público en general necesitan acceso a información precisa e imparcial sobre las prácticas curativas tradicionales. La integración de la educación sobre los sistemas tradicionales en los programas de formación médica y sanitaria ayuda a fomentar una comprensión más inclusiva entre los futuros profesionales sanitarios. Las campañas de concienciación pública también pueden ser cruciales para disipar mitos, abordar conceptos erróneos y promover opciones informadas sobre la integración de las prácticas tradicionales con la atención sanitaria moderna.

La humildad cultural y el respeto por las diversas visiones del mundo son componentes esenciales para sortear los desafíos de la integración. Reconocer que las prácticas tradicionales pueden tener perspectivas únicas sobre la salud y la enfermedad fomenta un entorno en el que las diferentes tradiciones curativas pueden coexistir armoniosamente. Esta humildad cultural implica reconocer el contexto histórico, reconocer las diferencias de poder y apreciar la riqueza de la diversidad cultural en la atención médica. Los programas de capacitación que enfatizan la competencia cultural, la empatía y la importancia de las narrativas de los pacientes contribuyen a crear una fuerza laboral de atención médica mejor equipada para navegar por las complejidades de integrar las prácticas tradicionales con la atención médica moderna.

La integración de las técnicas tradicionales requiere una cuidadosa atención a las cuestiones éticas, especialmente cuando se respeta la autonomía del paciente, el consentimiento informado y las preferencias. Es crucial comunicarse abierta y honestamente sobre las ventajas, los inconvenientes y las opciones de los enfoques convencionales y contemporáneos. Establecer confianza en entornos de atención médica integrativa requiere adherirse a normas éticas que prioricen el bienestar del paciente, respeten los valores culturales y garanticen el anonimato. La colaboración y la comunicación continua entre los profesionales, los especialistas en ética y los políticos deben equilibrar los principios éticos de beneficencia, autonomía, equidad y no maleficencia.

El contexto socioeconómico también desempeña un papel importante en la integración de las prácticas tradicionales con la atención sanitaria moderna. Los factores económicos, la ubicación geográfica y la infraestructura de atención médica pueden influir en el acceso a las modalidades de curación tradicionales. Garantizar el acceso equitativo a las opciones de atención médica convencionales y contemporáneas es crucial para promover la justicia sanitaria. Los modelos de atención médica integral que priorizan la inclusión y abordan las disparidades en el acceso contribuyen a un sistema de atención médica más equitativo que reconoce y valora las diversas tradiciones de curación.

La percepción pública y las actitudes de la sociedad hacia las prácticas tradicionales pueden influir en el éxito de los esfuerzos de integración. Superar los prejuicios culturales, disipar mitos y abordar los estigmas asociados con la curación tradicional es esencial para fomentar la aceptación dentro de la comunidad en general. Las campañas de promoción, la representación en los medios de comunicación y las iniciativas de participación comunitaria dan forma a actitudes positivas hacia la integración de las prácticas convencionales con la atención médica moderna. El reconocimiento de la diversidad cultural dentro de la sociedad y el respeto de las opciones individuales en materia de atención sanitaria son componentes esenciales para fomentar un entorno propicio para los enfoques integradores.

En conclusión, sortear los desafíos en la integración de las prácticas tradicionales con la atención médica moderna requiere un enfoque integral y colaborativo que aborde consideraciones culturales, regulatorias, educativas y éticas. Al fomentar la colaboración interdisciplinaria, promover la práctica basada en la evidencia, priorizar la atención centrada en el paciente y abordar las actitudes sociales, los sistemas de atención médica pueden integrar con éxito las prácticas curativas tradicionales para beneficiar a diversas poblaciones de pacientes. Reconocer el valor de los enfoques convencionales y modernos contribuye a un sistema de salud más inclusivo, holístico y eficaz que honra la riqueza cultural de las tradiciones curativas en todo el mundo.

CAPÍTULO XI

Perspectivas de futuro e innovaciones

Evolución de las tendencias en la medicina herbal china

La evolución de las tendencias en la medicina herbal china refleja una interacción dinámica entre la sabiduría tradicional, la investigación moderna y el panorama cambiante de las preferencias de atención médica. La Medicina Herbal China (CHM) es una parte esencial de la Medicina Tradicional China (MTC) y tiene una larga historia que se remonta a miles de años. Sin embargo, los avances modernos en la ciencia, la tecnología y la prestación de atención médica han dado lugar a cambios significativos en la forma en que se ven, recomiendan e incorporan las hierbas chinas en las rutinas diarias de bienestar de las personas en todo el mundo.

Una de las tendencias más destacadas de la medicina herbal china es el creciente reconocimiento y aceptación de la medicina herbal dentro de los principales sistemas sanitarios. Históricamente, la medicina tradicional china y la medicina de conformación fueron vistas con escepticismo fuera de los contextos culturales tradicionales chinos. Sin embargo, a medida que la investigación científica continúa explorando las propiedades farmacológicas y la eficacia clínica de las hierbas chinas, estas prácticas están ganando reconocimiento e integración en los entornos de atención médica convencionales. Los profesionales e instituciones de la salud están explorando modelos colaborativos que aprovechan las fortalezas de la medicina tradicional y moderna, brindando a los pacientes un enfoque más integral y holístico de la atención médica.

La medicina personalizada se ha convertido en una tendencia prominente en el campo de la atención médica en general, y la terapia herbal china no está exenta de su influencia. La importancia del tratamiento personalizado basado en la constitución distintiva de cada paciente, los patrones de falta de armonía y los factores ambientales se ha enfatizado tradicionalmente en la medicina tradicional china. Los desarrollos tecnológicos recientes, como la metabolómica y las pruebas genéticas, han permitido analizar con mayor precisión las diferencias individuales en el metabolismo y la reacción de los medicamentos. Este enfoque personalizado se alinea con los principios de la medicina tradicional china, lo que permite a los profesionales adaptar las formulaciones de hierbas chinas a las necesidades y características específicas de cada paciente.

A medida que la conciencia y el interés de los consumidores en la atención médica holística y preventiva continúan aumentando, existe una tendencia creciente hacia el uso de hierbas chinas para el bienestar general en lugar de solo para abordar dolencias específicas. Las personas buscan formulaciones a base de hierbas que apoyen la vitalidad, mejoren la resiliencia y promuevan la longevidad. Este cambio refleja un movimiento cultural más amplio hacia la gestión proactiva de la salud y el reconocimiento de la interconexión entre el bienestar físico, mental y emocional. La medicina herbal china, que enfatiza el equilibrio y la armonía, se alinea bien con este enfoque de atención médica preventiva.

Otra tendencia notable es la integración de la medicina herbal china en las prácticas de estilo de vida, las rutinas de bienestar y las terapias complementarias. La medicina tradicional china considera la salud como un equilibrio dinámico influenciado por varios factores, como la dieta, el ejercicio, el sueño y el bienestar emocional. La integración de hierbas chinas en las rutinas diarias, como los tés de hierbas, los suplementos dietéticos o las aplicaciones tópicas, permite a las personas incorporar los principios de la medicina tradicional china en su estilo de vida. Esta tendencia facilita un enfoque más holístico de la salud y fomenta una conexión más profunda con el mundo natural y los ritmos estacionales que influyen en el bienestar.

La colaboración y las asociaciones interdisciplinarias entre los profesionales de la medicina china y los profesionales de otras modalidades de atención médica representan una tendencia transformadora en el campo. Los modelos de atención médica integrativa reúnen la experiencia de profesionales de diferentes tradiciones, fomentando un enfoque colaborativo que aborda las complejas necesidades de los pacientes. La medicina herbal china a menudo se integra con la acupuntura, la terapia nutricional, las prácticas mente-cuerpo y la medicina convencional para proporcionar un enfoque integral y centrado en el paciente. Esta tendencia refleja un reconocimiento del valor de las diversas tradiciones curativas que trabajan sinérgicamente para beneficiar la salud individual.

A medida que la responsabilidad ecológica ha ganado más atención a nivel mundial, la sostenibilidad ambiental ha crecido en importancia a la hora de fabricar y abastecerse de hierbas chinas. La sobreexplotación, la degradación del hábitat y los métodos de elaboración de especies silvestres poco éticos pueden amenazar la disponibilidad y la sostenibilidad de algunas hierbas. En respuesta, un movimiento creciente apoya los métodos de recolección sostenibles, el cuidado de especies en peligro de extinción y la participación en la artesanía silvestre ética. Los programas de certificación, como el FairWild Standard, están diseñados para garantizar que la recolección de plantas silvestres se realice de manera ética y sostenible, apoyando los principios del comercio justo y el bienestar de las comunidades cercanas.

La innovación en las formulaciones y métodos de administración a base de hierbas está dando forma al futuro de la medicina herbal china. Los métodos tradicionales de preparación de decocciones o tés de hierbas complementan las formulaciones modernas, como extractos de hierbas, gránulos, cápsulas y aplicaciones tópicas. Estas innovaciones mejoran la comodidad, la precisión de la dosis y la palatabilidad, lo que hace que los productos herbales chinos sean más accesibles y atractivos para un público más amplio. Además, la investigación de nuevos sistemas de administración, como la nanotecnología y la encapsulación, puede mejorar la biodisponibilidad y los efectos terapéuticos de las hierbas chinas.

Las tecnologías digitales están revolucionando la accesibilidad y la distribución del conocimiento sobre la medicina herbal china. Las plataformas en línea, las aplicaciones móviles y los servicios de telesalud pueden facilitar las ventas, las consultas y la educación de productos herbales chinos. Estas tecnologías permiten a las personas adquirir información confiable sobre hierbas y formulaciones, facilitan las consultas remotas con los profesionales de la medicina china y respaldan la internacionalización de la medicina herbal china. Sin embargo, la integración de las tecnologías digitales plantea cuestiones éticas, como la seguridad de los datos, la privacidad y el intercambio adecuado de información en línea.

La investigación sobre los mecanismos de acción científica y las propiedades farmacológicas de las hierbas chinas está ampliando la base de evidencia que respalda su uso. Si bien el conocimiento tradicional y las observaciones empíricas han sido la base de la medicina herbal china, las metodologías de investigación modernas, incluidos los ensayos clínicos, los estudios de laboratorio y las revisiones sistemáticas, contribuyen a una comprensión más matizada de los efectos terapéuticos y los perfiles de seguridad de las hierbas chinas. Esta tendencia promueve la legitimidad de la medicina herbal china a los ojos de la comunidad médica en general y ayuda a los pacientes y profesionales a tomar decisiones bien informadas.

La educación y la capacitación en medicina herbal china están cambiando para satisfacer los requisitos del público y los profesionales de la salud. Se puede lograr un personal de atención médica más informado y culturalmente competente incorporando los principios de la medicina china en la educación médica tradicional, proporcionando herramientas de aprendizaje autodirigido y programas de educación continua. La incorporación de la medicina herbal china en establecimientos educativos reconocidos y empresas conjuntas con escuelas de medicina convencionales significa un reconocimiento más amplio de la importancia de los métodos terapéuticos clásicos en la atención médica contemporánea.

El cultivo de asociaciones entre China y otros países está influyendo en la globalización de la medicina herbal china. Las iniciativas de investigación colaborativa, las conferencias internacionales y el intercambio de conocimientos y experiencia contribuyen a una comunidad global más interconectada de profesionales de la medicina china. Esta tendencia facilita el diálogo intercultural, permite compartir las mejores prácticas y apoya la integración de la medicina herbal china en diversos sistemas de salud en todo el mundo. Sin embargo, también plantea desafíos relacionados con la estandarización, la adaptación cultural y la necesidad de un compromiso respetuoso con las diversas tradiciones curativas.

En conclusión, la evolución de las tendencias en la medicina herbal china refleja una intersección dinámica de tradición, innovación e influencias globales. La integración de la medicina herbal china en la atención médica convencional, los enfoques personalizados, las estrategias de atención médica preventiva, la integración del estilo de vida, la colaboración con otras modalidades de atención médica, la sostenibilidad ambiental, la innovación en formulaciones, las tecnologías digitales, la investigación científica, la educación y las asociaciones globales contribuyen colectivamente a la evolución continua de esta antigua tradición curativa.

A medida que la medicina herbal china continúa adaptándose al panorama cambiante de la atención médica, ofrece un enfoque valioso y holístico para promover el bienestar y abordar los complejos desafíos de salud del mundo moderno.

Integración con la medicina moderna y la investigación científica

La integración de la medicina herbal china (CHM, por sus siglas en inglés) con la medicina moderna y la investigación científica representa una convergencia transformadora y dinámica de la sabiduría tradicional y las prácticas contemporáneas basadas en la evidencia. La Medicina Tradicional China (MTC), de la que la MCH es parte integral, tiene una rica historia que se remonta a miles de años, arraigada en filosofías antiguas y observaciones empíricas. En las últimas décadas, se ha producido un cambio significativo hacia la integración de la medicina de conformación en los sistemas sanitarios convencionales, fomentando la colaboración entre los médicos tradicionales y los profesionales médicos modernos.

La investigación científica ha confirmado principalmente la seguridad y la eficacia medicinal de las mezclas de hierbas chinas. La base de la medicina herbal china (CHM) es el conocimiento tradicional. Sin embargo, estudios científicos exhaustivos nos han dado una comprensión más completa de las características farmacológicas, los modos de acción y los usos terapéuticos de las diferentes plantas. Varias investigaciones han examinado los componentes moleculares de las hierbas chinas, han identificado su contenido bioactivo y han aclarado su influencia en los mecanismos fisiológicos. Este examen científico ayuda a establecer una base de evidencia que apoya la aplicación histórica de la HMC y dirige su incorporación a la atención médica contemporánea.

La frecuencia de los ensayos clínicos que evalúan la eficacia de las formulaciones herbales chinas ha aumentado, alineando la CHM con los estándares metodológicos exigidos por la investigación médica contemporánea. Para diversos problemas médicos, los ensayos controlados aleatorizados, las revisiones sistemáticas y los metaanálisis ofrecen información detallada sobre los resultados terapéuticos de las terapias con HMC. Se han realizado investigaciones científicas sobre enfermedades como enfermedades ginecológicas, trastornos respiratorios, problemas gastrointestinales y dolor crónico. Esta investigación ha proporcionado información sobre la seguridad y eficacia de muchos remedios a base de hierbas. El aumento de los datos de estos estudios ayuda a los pacientes y a los profesionales a tomar decisiones bien informadas.

Más allá de la investigación, la HMC se incorpora a los enfoques colaborativos de atención al paciente en la medicina moderna. Reconociendo las ventajas potenciales de un enfoque integrador, algunos centros de atención médica han establecido departamentos o clínicas que brindan terapias tradicionales y convencionales. Los pacientes pueden recibir HMC además del tratamiento convencional gracias a la medicina integrativa, que combina los mejores aspectos de muchas técnicas de curación. Los modelos de atención colaborativa promueven un enfoque de tratamiento más exhaustivo y centrado en el paciente al facilitar la comunicación y la coordinación entre los profesionales de la medicina tradicional china y los médicos alópatas.

La medicina personalizada, un paradigma floreciente en la atención médica moderna, resuena estrechamente con los principios de la medicina tradicional china. La medicina tradicional china ha enfatizado durante mucho tiempo la importancia del tratamiento individualizado basado en la constitución de una persona, los patrones de falta de armonía y las influencias ambientales. Con los avances en genética, metabolómica y otros campos, la medicina personalizada está ganando protagonismo en la atención médica tradicional y moderna. Las variaciones genéticas, los factores del estilo de vida y las respuestas individuales al tratamiento se tienen en cuenta a la hora de adaptar las prescripciones de CHM, alineando la práctica con el enfoque de la medicina de precisión que se valora cada vez más en la atención médica moderna.

Una forma significativa en que las hierbas medicinales chinas se han incorporado a la atención médica contemporánea es como adyuvantes de los tratamientos convencionales. La HMC se utiliza con frecuencia con terapias farmacéuticas para mejorar los resultados terapéuticos y reducir los efectos adversos. Este enfoque cooperativo es especialmente notable en los pacientes con cáncer, ya que las formulaciones de CHM mejoran la función inmunitaria, reducen los síntomas y mejoran la salud general de los pacientes que reciben tratamientos tradicionales. La integración de la HMC en la atención oncológica refleja una estrategia completa que tiene en cuenta los aspectos psicológicos y físicos de la experiencia del paciente.

La perspectiva de la Medicina Tradicional China enfatiza la conexión entre la mente y el cuerpo, considerando la salud mental y emocional como esencial para la salud general. Los estudios que examinan los impactos neurofarmacológicos de hierbas chinas específicas, especialmente aquellas que poseen cualidades adaptógenas, exhiben el potencial para controlar dolencias como el estrés, la ansiedad y la depresión. La integración de la CHM con la psicoterapia y los psicofármacos es un reflejo de un enfoque integral de la salud mental que reconoce la compleja interacción entre la salud psicológica y el bienestar.

Si bien la integración con la medicina moderna ofrece numerosas oportunidades, también plantea desafíos relacionados con la estandarización, el control de calidad y la comunicación entre profesionales de diferentes modalidades. La estandarización de las formulaciones a base de hierbas, la garantía de la consistencia del producto y el tratamiento de los problemas de contaminación son consideraciones cruciales para la integración segura de CHM en la atención médica moderna. Los marcos regulatorios desempeñan un papel importante en la supervisión de la calidad y la seguridad de los productos a base de hierbas, lo que requiere la colaboración entre los reguladores de la medicina tradicional y las autoridades sanitarias convencionales.

La investigación científica también ha explorado los perfiles de seguridad y las posibles interacciones entre hierbas y medicamentos asociadas con las hierbas medicinales chinas. Comprender la farmacocinética y la farmacodinámica de los compuestos herbales ayuda a los médicos a tomar decisiones informadas sobre la combinación de CHM con medicamentos farmacéuticos. La prevención de las interacciones negativas y la mejora de los resultados de los pacientes en entornos de atención integrada requieren una comunicación abierta entre los pacientes y los profesionales de la salud y la cooperación entre los profesionales de la medicina tradicional china y los médicos alópatas.

La educación y la formación representan componentes críticos de la integración exitosa de CHM en la atención sanitaria moderna. Los practicantes de la medicina tradicional china que buscan colaboración con médicos alópatas se benefician de la comprensión de los diagnósticos, la terminología y los protocolos de tratamiento médicos occidentales. Del mismo modo, los profesionales de la salud modernos que se dedican a la medicina de la salud necesitan conocimientos sobre los métodos de diagnóstico tradicionales, las formulaciones a base de hierbas y los principios holísticos de la medicina tradicional china. Las iniciativas educativas interdisciplinarias, los programas de capacitación conjunta y el desarrollo profesional continuo contribuyen a crear una fuerza laboral de atención médica bien versada en enfoques tradicionales y modernos.

El conocimiento y la aceptación de CHM por parte de los pacientes en la atención médica moderna también son factores importantes en el proceso de integración. Las campañas de educación pública, la difusión de información y los esfuerzos de colaboración entre los profesionales de la salud tradicionales y contemporáneos contribuyen a una población de pacientes más informada. Al proporcionar a las personas la información que necesitan para tomar decisiones sobre su atención médica, como incluir o no la HMC en sus planes de tratamiento, aumenta la autonomía del paciente y promueve un sentido de colaboración en el proceso de curación.

La internacionalización de la medicina herbal china es una tendencia notable, ya que las hierbas medicinales chinas están ganando popularidad más allá de los contextos culturales tradicionales. A medida que la investigación destaca el potencial terapéutico de hierbas, formulaciones y técnicas de acupuntura específicas, el interés en la HMC se ha extendido a nivel mundial. Esta tendencia se refleja en el establecimiento de clínicas de medicina tradicional china e instituciones educativas fuera de China y la incorporación de la medicina tradicional china en las prácticas de medicina integrativa en diversos entornos de atención médica. Las colaboraciones interculturales contribuyen a enriquecer mutuamente las prácticas curativas tradicionales y el conocimiento médico moderno.

En conclusión, la integración de la medicina herbal china con la medicina moderna y la investigación científica representa un viaje transformador de colaboración, prácticas basadas en la evidencia y un enfoque holístico de la atención al paciente. La alineación de la HMC con la medicina personalizada, el uso de adyuvantes a base de hierbas en los tratamientos convencionales, la integración en la atención de la salud mental y los desafíos relacionados con la estandarización y la educación dan forma colectivamente al panorama evolutivo de esta antigua tradición curativa. A medida que la integración de CHM en la atención médica moderna continúa avanzando, ofrece una contribución única y valiosa al diverso tapiz de opciones terapéuticas disponibles para las personas que buscan soluciones de atención médica integrales y personalizadas.

El potencial de crecimiento y desarrollo continuos

La medicina herbal china (CHM) tiene un enorme potencial de crecimiento y desarrollo futuro debido a varios factores, incluido el creciente interés en la atención médica holística en todo el mundo y los estudios científicos en curso que confirman los beneficios medicinales de las hierbas tradicionales chinas. El enfoque holístico e individualizado que proporciona CHM se está reconociendo cada vez más a medida que el mundo lucha con la complejidad de la atención médica moderna, lo que abre la puerta a una integración más amplia de este método en las prácticas médicas estándar.

Un factor clave del crecimiento potencial de CHM radica en el aumento de la conciencia y la aceptación de los enfoques holísticos y preventivos de la atención médica. La Medicina Tradicional China (MTC), de la cual la MCH es parte integral, considera la salud como un estado de equilibrio y armonía dentro del cuerpo. Esta perspectiva holística se alinea con un cambio global hacia el reconocimiento de la interconexión del bienestar físico, mental y emocional. A medida que las personas buscan una atención integral y centrada en el paciente, los principios de CHM resuenan, ofreciendo una lente única a través de la cual abordar las causas fundamentales de los problemas de salud y promover el bienestar general.

El auge de la medicina personalizada es otro factor influyente que contribuye al crecimiento de la medicina tradicional china. La medicina tradicional china ha enfatizado durante mucho tiempo la importancia de adaptar los tratamientos a las características individuales, incluida la constitución, el estilo de vida y los patrones de falta de armonía. Con los avances en las pruebas genéticas, la metabolómica y otras tecnologías de medicina personalizada, existe una creciente alineación entre los principios de CHM y el enfoque moderno de la medicina de precisión. Esta convergencia crea oportunidades para que CHM desempeñe un papel fundamental en la provisión de intervenciones terapéuticas individualizadas y específicas basadas en el perfil de salud único de una persona.

La investigación científica sigue siendo una fuerza impulsora detrás del crecimiento de CHM, ofreciendo información sobre los mecanismos de acción, los perfiles de seguridad y las aplicaciones clínicas de las hierbas tradicionales chinas. La investigación rigurosa de las formulaciones a base de hierbas a través de ensayos controlados aleatorios, revisiones sistemáticas y metaanálisis contribuye a la base de evidencia que respalda el uso de CHM en un espectro de condiciones de salud. La integración del conocimiento científico con la sabiduría tradicional mejora la credibilidad de la medicina de la salud en la salud, fomentando la confianza entre los profesionales de la salud y el público en general y posicionándola como un componente valioso de la atención médica moderna.

El potencial de crecimiento también se extiende a la integración de CHM en los sistemas de salud convencionales a nivel mundial. Los modelos colaborativos que combinan a los profesionales de la medicina tradicional china y a los médicos alópatas están ganando terreno, creando un entorno en el que los pacientes pueden acceder a los beneficios de los enfoques médicos convencionales y modernos. A medida que las instituciones de atención médica establecen departamentos y clínicas de medicina integral, CHM se convierte en parte integral de un panorama de atención médica más integral y centrado en el paciente. Esta tendencia significa un alejamiento de la compartimentación histórica de la medicina tradicional y moderna, ofreciendo un enfoque holístico que aprovecha ambas fortalezas.

Las consideraciones de sostenibilidad ambiental están dando forma cada vez más a la trayectoria de crecimiento de CHM. A medida que crece la conciencia sobre el impacto ecológico y los esfuerzos de conservación, se presta mayor atención al abastecimiento responsable, la artesanía silvestre ética y las prácticas de cultivo sostenibles de las hierbas chinas. Los programas de certificación como el FairWild Standard, que promueve la recolección sostenible y socialmente responsable de plantas silvestres, contribuyen a garantizar la disponibilidad a largo plazo de plantas medicinales. Este enfoque consciente del medio ambiente se alinea con los esfuerzos globales más amplios hacia prácticas de atención médica éticas y sostenibles, posicionando a CHM como una opción responsable y ecológicamente consciente.

La innovación en las formulaciones a base de hierbas y los métodos de administración es otra vía para el crecimiento continuo de CHM. Las formulaciones modernas, como los extractos de hierbas, los gránulos, las cápsulas y las aplicaciones tópicas, complementan los métodos tradicionales de preparación de decocciones. Estas innovaciones mejoran la comodidad, la precisión de la dosis y la palatabilidad, lo que hace que los productos herbales chinos sean más accesibles y atractivos para un público más amplio. La investigación de nuevos sistemas de administración, como la nanotecnología y la encapsulación, puede mejorar la biodisponibilidad y los efectos terapéuticos de las hierbas chinas, ampliando aún más sus aplicaciones en la atención médica.

Las colaboraciones y asociaciones internacionales facilitan la integración de CHM en los sistemas de salud globales. A medida que los países intercambian conocimientos, resultados de investigaciones y mejores prácticas, el mecanismo de facilitación se convierte en un recurso compartido que trasciende las fronteras culturales. Los esfuerzos de colaboración en la investigación, la educación y la práctica clínica contribuyen al enriquecimiento mutuo de las prácticas curativas tradicionales y el conocimiento médico moderno. Este intercambio intercultural fomenta una comunidad global de profesionales e investigadores que están avanzando colectivamente en la comprensión y utilización de CHM.

El crecimiento potencial de CHM está estrechamente ligado a las iniciativas educativas en curso que cierran la brecha entre las prácticas de atención médica tradicionales y modernas. La integración de los principios de la medicina china en la educación sanitaria convencional, la oferta de programas de formación interdisciplinarios y la provisión de recursos para el aprendizaje autodirigido contribuyen a una fuerza laboral sanitaria más informada y culturalmente competente. La integración de CHM en instituciones académicas acreditadas y programas de colaboración con escuelas de medicina convencionales refleja un reconocimiento más amplio del valor de las prácticas curativas tradicionales en la atención médica moderna. La educación empodera a los profesionales y aumenta la conciencia y la aceptación entre el público en general, fomentando una actitud más informada y receptiva hacia la gestión de conocimientos especializados.

En el ámbito de la salud mental, el potencial de crecimiento en la utilización de la CHM está ganando protagonismo. La Medicina Tradicional China considera que el bienestar mental y emocional es parte integral de la salud en general, enfatizando la interconexión de la mente y el cuerpo. La investigación científica que explora los efectos neurofarmacológicos de ciertas hierbas chinas, como las que tienen propiedades adaptógenas, se muestra prometedora para abordar afecciones como la ansiedad, la depresión y el estrés. El uso integrativo de CHM con psicoterapia y medicamentos psicotrópicos refleja un enfoque holístico de la salud mental que reconoce la naturaleza multifacética del bienestar psicológico. A medida que crece la demanda de soluciones holísticas de salud mental, CHM está preparada para contribuir significativamente a este campo en evolución.

Las tecnologías digitales están sirviendo como catalizadores para el crecimiento de la gestión de facilitaciones al mejorar la accesibilidad, la difusión de información y los servicios de consulta. Las plataformas en línea, las aplicaciones móviles y los servicios de telesalud brindan vías para la educación, la consulta y la compra de productos herbales chinos. Estas tecnologías salvan las barreras geográficas, lo que permite a las personas consultar con los profesionales de la medicina china de forma remota y acceder a información confiable sobre hierbas y formulaciones. La digitalización de la atención sanitaria también facilita la colaboración en la investigación, el intercambio de datos y la globalización del conocimiento de CHM, lo que contribuye a su crecimiento continuo a escala mundial.

El potencial de crecimiento de CHM tiene sus desafíos. La estandarización, el control de calidad y las consideraciones regulatorias son aspectos críticos que requieren atención continua para garantizar la seguridad y eficacia de los productos herbarios chinos. Las consideraciones éticas relacionadas con el abastecimiento responsable, las prácticas de comercio justo y la preservación del conocimiento cultural también desempeñan un papel crucial en el desarrollo sostenible de CHM. Abordar estos desafíos requiere una colaboración continua entre los reguladores de la medicina tradicional, las autoridades sanitarias y la industria de las hierbas para establecer directrices que promuevan prácticas éticas y respetuosas con el medio ambiente.

En conclusión, el potencial para el crecimiento y desarrollo continuos de la medicina herbal china está anclado en una confluencia de factores, incluido el creciente interés global en la atención médica holística, la investigación científica en curso, la integración en la atención médica convencional, los esfuerzos de sostenibilidad ambiental, la innovación en formulaciones, las colaboraciones internacionales, las iniciativas educativas, las aplicaciones de salud mental y el aprovechamiento de las tecnologías digitales.

A medida que CHM continúa evolucionando y adaptándose al panorama cambiante de la atención médica, sus contribuciones únicas al bienestar holístico lo posicionan como un componente valioso y dinámico del sistema de salud global. El viaje de crecimiento de CHM implica no solo avanzar en su comprensión científica, sino también fomentar una apreciación más profunda de su riqueza cultural y su potencial para contribuir a un enfoque más equilibrado, personalizado y sostenible de la atención médica en todo el mundo.

CAPÍTULO XII

Dimensiones Culturales y Espirituales de la Medicina Herbal China

La medicina china como estilo de vida

La medicina china trasciende el ámbito convencional de la atención médica; Encarna un estilo de vida holístico que entrelaza la sabiduría ancestral con las prácticas diarias, promoviendo un equilibrio armonioso entre mente, cuerpo y espíritu. Adoptar la medicina china como un estilo de vida implica buscar remedios para las dolencias y adoptar un enfoque proactivo para el bienestar que se alinee con los principios de la filosofía tradicional china. Un elemento central de este estilo de vida es el concepto de equilibrio, inspirado en la interacción de las fuerzas del Yin y el Yang. La incorporación de elementos de la medicina china en las rutinas diarias fomenta el equilibrio, reconociendo la naturaleza cíclica de la vida y la interdependencia dinámica de los opuestos.

La medicina china anima a las personas a estar en sintonía con sus cuerpos, reconociendo los signos sutiles de desequilibrio y tomando medidas preventivas para restaurar la armonía. Los hábitos alimenticios juegan un papel fundamental en este estilo de vida, enfatizando el consumo de alimentos que corresponden a las estaciones y se alinean con las constituciones individuales. La teoría de los Cinco Elementos, parte integral de la medicina china, guía las elecciones dietéticas, conectando los sabores de los alimentos con sistemas de órganos específicos y sus correspondientes atributos elementales.

Más allá de las consideraciones dietéticas, el estilo de vida abarca prácticas de movimiento que armonizan el flujo de Qi y cultivan la fuerza física. El Tai Chi y el Qi Gong, antiguos ejercicios chinos arraigados en las artes marciales y la meditación, se adoptan como formas de actividad física y prácticas conscientes que alinean las energías del cuerpo. Estos ejercicios contribuyen a la flexibilidad, el equilibrio y la conexión a tierra, promoviendo el bienestar general.

Los tés de hierbas, un alimento básico en los hogares chinos, se integran perfectamente en este estilo de vida. Más allá de sus propiedades medicinales, estos tés son apreciados por su capacidad para conectar a las personas con el poder curativo de la naturaleza.

Cultivar la atención plena es otra piedra angular del estilo de vida de la medicina china. La práctica de la alimentación consciente, en la que las personas saborean cada bocado y aprecian la nutrición proporcionada por la comida, se extiende a una atención plena más amplia en las actividades diarias. La vida consciente implica estar presente en el momento, ya sea durante un paseo diario, una conversación o la preparación de una comida. Esta conciencia reduce el estrés, mejora la claridad mental y fomenta una conexión más profunda con el yo interior.

El estilo de vida de la medicina china abarca la comprensión de que los factores externos, como los cambios ambientales y las transiciones estacionales, influyen en el bienestar. Se anima a los individuos a adaptar sus hábitos de acuerdo con estos cambios, alineando sus actividades con el ritmo de la naturaleza. Esta sintonía con las estaciones se extiende a las elecciones de ropa, los patrones de sueño y las rutinas diarias en general, lo que refleja el reconocimiento de la interconexión entre los mundos interno y externo.

Además, el estilo de vida promueve el bienestar emocional al reconocer el papel integral de las emociones en la salud. Según la medicina china, las emociones están interconectadas con sistemas de órganos específicos, y un desequilibrio en las emociones puede afectar a los órganos correspondientes. La acupuntura, las hierbas medicinales y los ejercicios de atención plena se encuentran entre las prácticas que se esfuerzan por equilibrar los estados emocionales para promover la resiliencia emocional y mantener el equilibrio mental.

En esencia, la Medicina China como estilo de vida es una invitación a vivir en armonía con el orden natural, reconociendo la interdependencia de todas las cosas. Es una filosofía que trasciende la salud individual y se extiende a la comunidad y al contexto ambiental más amplio. Adoptar este estilo de vida no es simplemente un conjunto de prácticas, sino una forma holística de ser que alienta a las personas a cultivar una conexión más profunda consigo mismas, con los demás y con el mundo que las rodea. A medida que más personas buscan enfoques integrales para el bienestar, el estilo de vida de la medicina china se erige como un faro, que ofrece un camino atemporal hacia el equilibrio, la vitalidad y una existencia armoniosa.

Rituales y prácticas para una vida holística

Los rituales y prácticas dentro de la medicina tradicional china (MTC) van más allá de las meras rutinas; Forman la base de la vida holística, enriqueciendo la mente, el cuerpo y el espíritu con sabiduría ancestral. En el centro de estos rituales está el concepto de equilibrio, arraigado en la filosofía Yin-Yang y el flujo armonioso del Qi, la fuerza vital de la vida. Los rituales matutinos, a menudo venerados como una piedra angular de la vida holística en la tradición china, comienzan con prácticas que despiertan la energía del cuerpo y cultivan el equilibrio. Estos rituales a menudo incluyen ejercicios como Tai Chi o Qi Gong, movimientos suaves que mejoran la flexibilidad física y la concentración mental. Además, los ejercicios de atención, como los ejercicios de respiración o la meditación, se incorporan a los rituales matutinos para promover la serenidad y crear un ambiente positivo para el día.

La transición del día a la noche trae consigo rituales nocturnos, cruciales para relajarse y preparar el cuerpo para un sueño reparador. Las infusiones, elegidas específicamente por sus propiedades calmantes, son las protagonistas. La manzanilla, la lavanda o las mezclas que contienen hierbas adaptógenas como el reishi y la ashwagandha se adoptan por sus efectos calmantes en el sistema nervioso y por el acto simbólico de conectarse con la generosidad curativa de la naturaleza. El ritual nocturno se extiende más allá de las infusiones de hierbas para incluir actividades que fomenten la relajación, como estiramientos suaves o lectura, promoviendo una transición de las demandas del día a un estado más sereno.

No se puede exagerar la importancia de los rituales a la hora de comer en la vida holística china. Más allá del aspecto nutricional, las comidas se consideran oportunidades para nutrir el cuerpo y fomentar la conexión con los seres queridos. La alimentación consciente, una práctica profundamente arraigada en la cultura china, implica saborear cada bocado, apreciar los sabores y texturas y nutrirse. Esta práctica no solo mejora la digestión, sino que también infunde un sentido de gratitud por el sustento proporcionado por la tierra.

El cambio de las estaciones se reconoce a través de rituales específicos que se alinean con los principios de los Cinco Elementos, un aspecto fundamental de la filosofía china. Los rituales estacionales implican adaptar la dieta, las prácticas de movimiento y las rutinas de cuidado personal para armonizar con las energías que prevalecen en cada estación. Por ejemplo, la primavera puede implicar la desintoxicación de hierbas y la adopción de ejercicios que apoyen el hígado, mientras que los rituales de invierno pueden enfatizar la nutrición, los alimentos calientes y los movimientos suaves para mantener los riñones.

El sueño, reconocido como un componente vital de la vida holística, está rodeado de rituales para garantizar un descanso reparador y rejuvenecedor. Crear una rutina relajante a la hora de acostarse, que incluya actividades como leer, estiramientos suaves o practicar la gratitud, le indica al cuerpo que es hora de relajarse. Las infusiones de hierbas con propiedades calmantes, como la valeriana o la pasiflora, se convierten en una suave introducción a una noche de sueño reparador.

Más allá de los rituales diarios, la vida holística china se extiende a prácticas más amplias que abarcan las dimensiones espiritual y cultural. Los festivales y celebraciones tradicionales proporcionan a la comunidad conexión y alineación con los ciclos de la naturaleza. El Año Nuevo Lunar, por ejemplo, está marcado por reuniones y prácticas festivas que significan la renovación y el comienzo de energías positivas. Otro componente esencial de la vida holística es el Feng Shui, el antiguo arte chino de equilibrar el entorno. Ayuda a las personas a diseñar entornos que promuevan la armonía y el bienestar.

Profundamente arraigada en la medicina china, la acupuntura es tanto curativa como ritual para equilibrar y armonizar el flujo de Qi. Las citas frecuentes de acupuntura se convierten en un momento sagrado para el cuidado personal, equilibrando las energías del cuerpo y tratando los desequilibrios antes de que aparezcan como síntomas mentales o físicos.

En conclusión, los rituales y prácticas para la vida holística dentro del ámbito de la medicina tradicional china trascienden la rutina; Encarnan una filosofía que reconoce la interconexión del individuo con la naturaleza, la comunidad y el cosmos. Estos rituales no son meros actos; Son expresiones intencionales de reverencia por el cuerpo, gratitud por el sustento proporcionado por la tierra y un compromiso de vivir en armonía con los ritmos de la vida. A través de rituales diarios y estacionales, la vida holística china se convierte en una forma de ser, una celebración continua del equilibrio, la vitalidad y una conexión holística con la esencia de la existencia. Al adoptar estas prácticas, las personas se embarcan en un viaje que trasciende lo físico, alimentando un estado de bienestar que abarca la mente, el cuerpo y el espíritu.

Conectando con la naturaleza y las estaciones

Conectarse con la naturaleza y las estaciones está en el corazón de la medicina tradicional china (MTC), una filosofía profunda que reconoce la íntima relación entre la salud humana y el mundo natural. En el tapiz de la medicina tradicional china, las estaciones cambiantes no son meros marcadores de las transiciones climáticas, sino reflejos de la interacción dinámica de las energías Yin y Yang. Cada estación está asociada con elementos específicos, sistemas de órganos y emociones, y alinear el estilo de vida con estos ritmos estacionales es parte integral del bienestar holístico.

La primavera, la estación de renovación y crecimiento, se corresponde con el elemento Madera en la MTC. Durante este período, el hígado y la vesícula biliar se consideran sistemas de órganos primarios, y se fomentan las actividades que apoyan su función. Los rituales de primavera a menudo implican la desintoxicación de hierbas y alimentos, como las hojas de diente de león y el té verde, en la dieta. Las prácticas de movimiento como el Tai Chi o el Yoga pueden ayudar a promover el flujo suave del Qi, asegurando una transición armoniosa del invierno inactivo a la vitalidad de la primavera.

A medida que la primavera se convierte en verano, el elemento Fuego ocupa un lugar central, alineándose con los sistemas de órganos del corazón y del intestino delgado. Los rituales de verano se centran en equilibrar la energía del corazón y abrazar el calor de la temporada. Los alimentos ligeros y refrescantes como la sandía y el pepino se convierten en alimentos básicos, y se fomentan las actividades al aire libre que aprovechan el poder expansivo del verano, como caminar o nadar. Emocionalmente, el verano se asocia con la alegría, y las prácticas que elevan el espíritu, como pasar tiempo en la naturaleza, se vuelven esenciales.

El otoño marca el cambio al elemento metálico asociado con los pulmones y el intestino grueso. Durante la cosecha y la reflexión, los rituales otoñales consisten en nutrir los pulmones con peras y manzanas y adoptar prácticas que apoyen la introspección, como escribir un diario o meditar. Dejar ir lo que ya no se necesita, tanto física como emocionalmente, se alinea con la esencia del otoño. Es un tiempo para liberar, creando espacio para que entren nuevas energías.

La transición al invierno, asociada con el elemento Agua, invita a girar hacia adentro y a conservar la energía. Los rituales de invierno priorizan la nutrición de los riñones, el sistema de órganos primarios de la temporada, con alimentos cálidos y ricos en nutrientes como sopas y guisos. Las prácticas que enfatizan el descanso y el rejuvenecimiento, como el sueño adecuado y los ejercicios suaves como el Qi Gong, apoyan la capacidad del cuerpo para preservar la energía vital durante los meses más fríos.

Además de estos rituales estacionales, la medicina tradicional china pone un énfasis significativo en el Qigong, un antiguo ejercicio chino que combina el movimiento, la respiración y la meditación. El qigong, a menudo traducido como "trabajo energético", implica movimientos suaves y fluidos que imitan los patrones de la naturaleza. Los practicantes de Qigong trabajan para equilibrar y desarrollar su Qi, lo que les ayuda a desarrollar una fuerte conexión con las fuerzas naturales de su entorno. El Qigong es una práctica espiritual que expande la idea de que las energías internas y las fuerzas externas de la naturaleza están interconectadas. No se trata simplemente de un entrenamiento físico.

El Feng Shui, otro componente esencial de la medicina tradicional china, extiende la conexión con la naturaleza al entorno vital. Traducido como "viento-agua", el Feng Shui es un arte milenario que armoniza el flujo de energía en el entorno. Al alinear la colocación de objetos, colores y elementos dentro de un espacio con los principios del Feng Shui, las personas buscan crear un entorno que apoye el equilibrio y la energía positiva. Esta práctica mejora la calidad estética de los espacios habitables y contribuye a una sensación de armonía y bienestar.

La medicina tradicional china también aboga por que las personas pasen tiempo en parques, caminatas o jardines para sumergirse por completo en la naturaleza. El equilibrio de Qi del cuerpo está influenciado por la exposición regular a elementos naturales, que son potentes fuentes de energía curativa que se encuentran en la naturaleza.

En el marco de la MTC, establecer una conexión con la naturaleza y las estaciones es una práctica dinámica y adaptativa en lugar de estática o inflexible. Implica tomar conciencia de las pequeñas fluctuaciones de energía que ocurren tanto dentro como fuera y tomar decisiones conscientemente que sigan los patrones cíclicos del mundo natural. Esta interdependencia nos anima a reconocer el conocimiento que tienen las estaciones y es un recordatorio constante de que, al igual que la naturaleza, nuestros cuerpos y mentes están en constante cambio. Utilizando estas costumbres y rutinas, las personas emprenden un camino hacia una forma de vida holística, alineándose con los ciclos de las estaciones y desarrollando un fuerte vínculo con las fuerzas vitales del planeta.

Explorando la esencia espiritual de la medicina herbal

Explorar la esencia espiritual de la medicina herbal revela una dimensión que trasciende los atributos físicos de las plantas y profundiza en la profunda interacción entre la naturaleza, la curación y el espíritu humano. Arraigada en tradiciones antiguas y filosofías holísticas, esta exploración revela la medicina herbal como una colección de remedios y un conducto para conectarse con las energías espirituales inherentes al reino vegetal.

En la herboristería tradicional, la esencia espiritual de las plantas a menudo se entrelaza con las creencias culturales e indígenas, formando una conexión sagrada entre los seres humanos y el mundo natural. Varias culturas de todo el mundo, desde las tradiciones de los nativos americanos hasta las prácticas ayurvédicas, han venerado las hierbas por sus propiedades curativas físicas y la sabiduría espiritual que se cree que imparten. Este aspecto espiritual enfatiza que las plantas poseen una energía viva, o espíritu, que puede facilitar una profunda curación emocional, mental y espiritual.

Los herbolarios a menudo abordan la recolección y preparación de hierbas medicinales con una reverencia que va más allá del proceso mecánico. La cosecha de plantas se considera un intercambio sagrado, en el que los practicantes expresan su gratitud por las ofrendas de la planta y piden permiso antes de cosecharlas. Esta relación respetuosa reconoce la reciprocidad entre los humanos y el reino vegetal, fomentando una conexión espiritual que trasciende la naturaleza transaccional de la herboristería.

La medicina herbal en las prácticas espirituales prevalece en muchas culturas antiguas. Los chamanes y curanderos a menudo emplean hierbas específicas como aliados en rituales, ceremonias y curación energética. El humo de la quema de hierbas, conocido como sahume, es una práctica espiritual ampliamente reconocida en las culturas indígenas destinada a purificar la energía de espacios, individuos o herramientas ceremoniales. Las hierbas como la salvia, el cedro y la hierba dulce se eligen por sus propiedades de limpieza física y su capacidad percibida para disipar las energías negativas e invitar a las influencias espirituales positivas.

En las tradiciones herbales occidentales, ciertas hierbas se consideran no solo por sus beneficios físicos, sino también por sus cualidades vibratorias. Las esencias florales, por ejemplo, capturan la huella energética de las flores en el agua a través de la solarización o la ebullición. Se cree que estas esencias tienen las propiedades curativas espirituales y emocionales de la planta, que resuenan con aspectos específicos de la psique humana. Los practicantes a menudo incorporan esencias florales en prácticas espirituales, meditación o sesiones de sanación energética para abordar los desequilibrios emocionales o espirituales subyacentes.

En el marco del Ayurveda y la medicina tradicional china (MTC), la herbolaria también reconoce el aspecto espiritual de la curación. Las hierbas se eligen en la medicina tradicional china en función de sus efectos fisiológicos y su compatibilidad con órganos, meridianos y atributos espirituales particulares. Los tratamientos a base de hierbas abordan estas facetas más profundas del bienestar, ya que la Medicina Tradicional China (MTC) adopta un enfoque holístico, reconociendo que los desequilibrios emocionales o espirituales también pueden presentarse como enfermedades físicas.

Las hierbas son vistas por el antiguo sistema médico indio Ayurveda como portadoras de prana, o fuerza vital. Según el Ayurveda, el sabor, la energía y los doshas (energías biológicas) de una hierba tienen un componente espiritual. Los remedios a base de hierbas restauran el equilibrio del cuerpo, la mente y el espíritu al equilibrar los doshas. Las hierbas son apreciadas por su capacidad para profundizar el vínculo espiritual, inducir una sensación de serenidad y centramiento, y sanar físicamente, incluida la albahaca sagrada y la ashwagandha.

Más allá de las prácticas culturales o tradicionales específicas, explorar la esencia espiritual de la medicina herbal invita a las personas a desarrollar una relación personal con las plantas. Esto puede implicar prácticas como la meditación de plantas, donde las personas se conectan con la energía de una hierba en particular a través de la contemplación enfocada. Relacionarse con las plantas de esta manera puede profundizar la intuición, una mayor conciencia del entorno y un sentido ampliado de conexión espiritual.

La medicina herbal también está entrelazada con el concepto de medicina espiritual vegetal, un enfoque que reconoce la conciencia y la sabiduría inherentes a las plantas. Los practicantes de la medicina del espíritu vegetal se involucran en una profunda comunión con las plantas, buscando orientación, curación y conocimiento directamente del espíritu de la planta. Este enfoque implica desarrollar una relación espiritual con plantas o árboles específicos, permitiendo que su sabiduría guíe y apoye los viajes de sanación personal y colectiva.

En conclusión, explorar la esencia espiritual de la medicina herbal revela una profunda dimensión de curación que se extiende más allá de las propiedades físicas de las plantas. Invita a las personas a ver las hierbas no solo como remedios, sino como aliados en el viaje de crecimiento personal y espiritual. Ya sea que tengan sus raíces en las tradiciones indígenas, la herboristería occidental o los antiguos sistemas de curación, la conexión espiritual con las hierbas fomenta un sentido de reverencia, gratitud e interconexión con el mundo natural. Desarrollar una conciencia más profunda de la compleja danza entre la espiritualidad, la naturaleza y la experiencia humana, así como aprovechar las energías curativas de las plantas, se puede lograr abrazando la esencia espiritual de la medicina herbal.

CONCLUSIÓN

En las páginas finales de "Raíces del bienestar: Explorando la medicina herbal china - Sabiduría tradicional para la vida moderna", los lectores se sumergen en una mezcla única de sabiduría antigua y perspectivas modernas. Este libro electrónico se destaca como una guía en profundidad y una exploración profunda de las prácticas curativas tradicionales, cerrando efectivamente la brecha entre la sabiduría consagrada por el tiempo y las necesidades de la vida contemporánea.

El libro electrónico comienza diseccionando cuidadosamente los fundamentos de la medicina herbal china, cubriendo los conceptos del Yin y el Yang, los Cinco Elementos y la idea crucial del Qi. Establece un marco sólido que permite a los lectores apreciar la interconexión del cuerpo, la mente y el medio ambiente, una comprensión esencial para cualquier persona que busque un enfoque holístico del bienestar.

El corazón del libro electrónico radica en su examen exhaustivo de varias hierbas chinas y sus propiedades terapéuticas. Desde el ginseng y el astrágalo hasta las bayas de goji y el crisantemo, cada hierba se presenta como un hilo en el intrincado tapiz de la medicina herbal china. Los lectores son guiados a través de los matices de las formulaciones a base de hierbas, aprendiendo cómo se pueden adaptar las combinaciones para abordar desequilibrios específicos y promover el bienestar general.

Más que un simple compendio de hierbas, el libro electrónico se despliega como una guía práctica para la formulación de hierbas. Permite a los lectores aplicar la sabiduría de la medicina tradicional china en su vida cotidiana. Las recetas fáciles de seguir y los consejos útiles alientan a las personas a incorporar estos remedios ancestrales en sus rutinas modernas, fomentando un sentido de autocuidado que se alinea con los ritmos naturales de la vida.

A medida que avanza el libro electrónico, navega por el terreno de la atención médica preventiva, enfatizando la importancia del equilibrio y la armonía para mantener el bienestar. Subraya el papel de la medicina herbal china en el tratamiento de dolencias y el cultivo de la resiliencia y la vitalidad. Este cambio de paradigma resuena con el creciente interés en los enfoques proactivos y holísticos de la atención médica.

El libro electrónico se basa en la vasta reserva de conocimientos médicos tradicionales chinos para abordar los desafíos de salud contemporáneos. Explora el potencial de las hierbas chinas para apoyar el sistema inmunológico, controlar el estrés y promover la longevidad, ofreciendo ideas prácticas que unen lo antiguo con las necesidades urgentes del presente.

El último capítulo, "Raíces del bienestar", enfatiza cómo el tratamiento herbal chino es atemporal y se puede adaptar a las complejidades de la vida contemporánea. Anima a los lectores a adoptar una perspectiva que valora la armonía, el equilibrio y un estrecho vínculo con el mundo natural. Este espíritu trasciende las fronteras culturales y resuena con las personas que buscan un enfoque más integrador y consciente de la salud.

En esencia, "Raíces del bienestar" no es simplemente una guía, sino una invitación a embarcarse en un viaje transformador hacia el bienestar holístico. Invita a los lectores a redescubrir las raíces de su salud y vitalidad, bebiendo del profundo pozo de la medicina tradicional china. A medida que se desarrolla el capítulo final, los lectores están equipados con el conocimiento y una nueva apreciación de la sabiduría antigua que continúa ofreciendo una visión profunda del arte de vivir bien en la era moderna. El libro electrónico se erige como un faro que guía a las personas hacia un camino de bienestar arraigado en la tradición pero iluminado por las posibilidades del futuro.

Gracias por comprar y leer/escuchar nuestro libro. Si este libro le ha resultado útil, tómese unos minutos y deje una reseña en la plataforma donde compró nuestro libro. Sus comentarios son muy importantes para nosotros.